CRCT

Conditioned Reflex Control Technique

조건반사제어법 입문

동물적 뇌를 리셋시키고
중독 및 문제 행동을 중지시킨다!

히라이 신지 · 하세가와 나오미 · 박상운 공저

박상운 역저

신일서적(주) 星和書店

조건반사제어법 입문

발행일　2023년 6월 15일

역　저　박상운

발행인　오상환
편집인　이은숙

발행처　신일서적(주)
서울시 영등포구 도림로 310-1 신일빌딩 5층
등록일　2013년 4월 18일. 제2013-000039호
연락처　전화 02-834-9101 | 팩스 02-844-1853
이메일　shinil@shinilbooks.com
홈페이지　www.shinilbooks.com

정　가　15,000원

ISBN 979-11-91489-46-0　93510

- 저자와의 협약 하에 인지는 생략합니다.
- 잘못 만들어진 책은 구입하신 서점이나 본사로 연락주시면 교환해 드립니다.

역자 서문

이름도 생소한 조건반사제어법을 처음 접한 건 2016년 삿포로에 있는 하세가와 원장의 정신과 의원 Hotto Station을 방문했을 때였다. 개인 의원임에도 불구하고 중독, 특히 마약 환자를 많이 진료하고 이 치료법을 실시하며, 약물중독 그룹홈을 운영하는 것을 보고 감탄하였다. 이에 2017년 두 차례의 연수회를 참가하고, 2018년 1월에는 드디어 일주일간 현지 연수를 다녀오게 되었다. 현지란 이 치료법을 개발한 히라이 선생이 근무하는 치바현의 국립 시모사 정신의료센터를 말한다.

개인적으로 10년 이상 매월 대구 교도소, 구치소 진료를 하다 보니 이제 외래에는 많은 필로폰 환자들이 내원하고 있고, 매주 약물그룹 집단치료와 입원치료를 해오고 있다. 그러나 잦은 slip과 사망, 재수감을 반복하는 이들을 대하다 보면 그야말로 무력감을 느끼게 된다. 나 또한 집단치료 중 환자들이 눈앞에서 마약을 보게 되면 삽사기 대변이 보고 싶어져 화장실로 뛰어간다는 말을 종종 들었다. 우연히 히라이 선생도 같은 경험에서 이 치료법을 개발했다는 것을 알게 되어 조건반사제어법을 배워 약물 환자 치료의 무력감에서 벗어나고 싶었다.

귀국 후 스터디 그룹을 만들어 마약, 알코올, 도박, 자해, 도벽, 강박장애 등 다양한 환자군에 적용을 해 보았다. 이를 정리하여 2018년 동경에서 열린 일본 조건반사학회 및 부산에서의 세계중독학회에도 발표했다.

여러 시행착오를 겪어가며 실천해 오던 중 2019년 12월에는 본원에서 한국 최초로 조건반사제어법 한국연수회를 개최하였다. 전국에서 50여 명의 다 직종의 Staff가 모여 알찬 연수회를 가졌다.

이후 본격적으로 CRCT를 우리나라에 보급하기 위해 2021년 3월에 한국조건반사제어법연구회를 만들게 되었다.

현재까지 4회의 연수회를 개최하였고, 특히 4회는 처음으로 강사진을 한국 스탭으로 구성하여 진행하였으며, 앞으로의 활약이 기대된다.

그 외 한국중독정신의학회를 비롯한 여러 곳에서 강연요청이 있어서, 보급에 노력하고 있다.

연수회를 할 때 늘 아쉽게 생각되던 조건반사제어법 입문서가 마침내 발간하게 되어 무척 기쁘고, 우리나라 실정을 조금 소개하면서, 한국버전으로 바꾸었다고 저자로 포함시켜준 히라이 선생, 특히 여러군데 새롭게 업데이트를 해준 하세가와 원장에게 감사드린다.

특히 생소한 이 기법을 우리나라에 소개하게 해준 신일서적 오상환 사장님에게 진심으로 고마움을 전한다.

오늘도 임상현장에서는 치료자, 환자, 가족 모두가 무력감을 느끼는 알코올을 비롯한 많은 조건반사제어법 대상자들을 만나고 있다. 특히 교정효과가 거의 없는 교도소를 들락거리는 마약중독환자들을 만나다 보면, 인간의 행동원리에 기초한 조건반사제어법이 교도소에도 실시되었으면 하는 바람과 사법체계의 변화를 기대하게 된다.

그 외 점점 늘어나는 도박, 도벽, 성문제, 자해 등 치료에 무력감을 느끼게 하는 질환치료에 새로운 자신감을 가지게 하는 이 기법이 우리나라에서 널리 사용되기를 바란다.

2023년 6월

박상운

한국어 발간 서문

CRCT(Conditioned reflex control technique): 조건반사제어법은 약물, 알코올 등의 물질 사용장애나 병적도박, 도벽, 반복되는 성적 일탈 행동 등에 적용된다.

지금까지, CRCT는 일본 국내에 있어서, 의료 기관이나 교도소, 소년원, 상담실, 교육기관 등에서 시도되어왔지만, 아직 새로운 기법이기도 하여, 많은 오해를 불러일으켰다.

그 오해의 하나는, 「폭로요법(Exposure therapy)이 아닌가?」라는 것이다. 분명히, 제2단계인 유사작업만을 보면, 일종의 폭로요법 혹은 체계적 둔감법처럼 보일지 모른다. 일본에서는, 처음으로 메스컴에서 CRCT를 다룰 때, 이 유사작업만을 클로즈업 했다. 그러나, CRCT는 처음 설정된 「제어자극」이 치료법 전체를 통하여 가장 중요하며, 제어자극 없이는 그 후의 치료작업이 성립되지 않고, 역으로 강박증상 등 문제에 따라서는, 「제어자극」 만으로 개선되는 사례가 있을 정도이다.

두 번째 오해로써는, 인지행동치료의 교과서에 나오는 「사고중단법(thought stopping technique)」[1]에 불과하지 않은가 라는 점이다. 「사고중단법」에서는 예를 들어 메트암페타민 남용 등에 관한 욕구가 생겼을 때, 「No! 라고 말하며 손목에 찬 고무줄을 튕기는」 방법이 소개되어 있

---

1 U. S. DEPARTMENT HEALTH AND HUMAN SERVICES. Substance Abuse and Mental Health Services Administration Center for Substance Abuse Treatment: Client's Handbook. Matrix Intensive Outpatient Treatment for people with Stimulant Use Disorders

다. 이때, 메트암페타민과 「No! 라고 말하며 손목에 찬 고무줄을 튕기는 행위」는 원래 관계가 없다. CRCT의 「제어자극」은 그 후의 계속되는 「메트암페타민이 없는 시간」과 연결되는 것을 반복하여 정착시킨다. 또, 「사고중단법」은 욕구가 생길 때만 이용하지만, 「제어자극」은 CRCT의 전 치료 단계에 있어서, 「욕구가 있든 없든」 계속하게 된다.

또, CRCT는 「조건계약요법」[2]라는 명칭과 닮아서, 혼동될 때가 있다. 「조건계약요법」은 메트암페타민 남용을 반복하는 환자의 통원치료에 있어서, 진료 받는 날 간이약물 검출 검사를 받도록 하여, 위법약물이 검출되었을 경우, 경찰에 자수하기로 약속한 방법으로, 이런 시스템 자체를 약물을 사용하지 않도록 하는 제어장치로서 사용했다. 이는 과거에도 실시한 치료시설이 적었고 (간이약물검출조사 자체를 실시하고 있는 치료시설이 적었다), 현재는 전혀 이용되고 있지 않다.

CRCT학회에서는 CRCT에 관한 올바른 지식과 기법을 알리기 위해 연수회를 실시하고 있다. 온라인 수강이 가능하기 때문에, 꼭 참석해 주었으면 한다.

이 책을 읽는 분들이, 각자의 현장에서 중독에 고민하는 사람들에게 용기를 주었으면 하는 바람이다.

또, 매우 바쁜 가운데, 번역을 위해 많은 노력을 해주신 박상운 선생님에게는, 깊은 감사를 드린다.

의료법인사단 호토스테이션 하세가와 나오미

2　小沼杏坪：薬物依存症に対する治療・処遇と回復支援における光と影ー急性期治療から地域生活支援までー. 精神神経誌 113巻 2号, p172-182, 2011.

목 차

제 2 장 CRCT 기본 단계 진행법 … 23

제 3 장 그 외의 의존 및 증상에 대한 CRCT … 47

제 4 장 다른 기법과 병용 … 59

제 1 장

조건반사제어법이란

시작하며

인간의 행동은 반사의 조합으로 성립된다.

19세기 말에서 20세기 초까지 활동했던 러시아의 의학 및 생리학자 이안 페트로비치 파블로프[3]는 유명한 조건반사학설을 제창했다. 인간의 행동이 신경 활동의 복잡한 연계로 성립되며, 그리고 그 활동에 법칙이 있다는 것을 방대한 실험으로 증명했다.

파블로프에 의한 조건반사 학설은, 일부 왜곡되어 뒷날 정신과 영역의 치료 기법에 영향을 미쳤다. 적정하게 받아들이면 양호한 치료 효과가 나타나지만, 왜곡되면 행동 메커니즘도 오해되어, 치료 효과도 저해된다.

이 책에서 소개되는 CRCT는, 파블로프가 말한 조건반사 학설에 정확히 기초한다. 치료 기법 소개 전에, 기초가 되는 조건 반사 학설에 관하여 설명한다.

---

3 이안 페트로비치 파블로프(Pavlov, Ivan Petrovich; 1849~1936): 러시아의 생리학자. 1902년 타액이 밖으로 나오도록 수술한 개에게서 타액선을 연구 중, 사육사의 발소리에 개가 타액을 흘리는 것을 발견하여, 조건 반사의 연구에 착수, 1923년 연구를 집성하여 발표함.

1. 신경 활동과 신경세포

인간을 포함한 동물의 생명 유지에는 모두 신경 활동이 담당하고 있다. 심장이나 혈관의 움직임은 자율 신경이 맡고 있고, '**목적지를 향하여 걸어간다**', '**적신호에 선다**'라는 동작도 신경 활동이 맡고 있다는 것을 쉽게 이해할 수 있다. 활동량을 좌우하는 기분도 신경 활동이 관여한다.

인간은 다른 동물과 달리, '**사고**'라는 중요한 신경 활동을 가지고 있다. 우리는 종종 '**자신의 행동에 대하여 책임을 진다**'라는 표현을 사용한다. 그러나 모든 행동을 자신의 이성적인 판단으로 결정하여 선택하고, 실행하는 것은 아니다. 사고가 개입했더라도, 우리들 행동의 상당한 부분은, 뒤에 말하는 '**제 1신경계**'에 의해 자동적으로 기계처럼 움직인다.

그리고 이 '**제 1신경계**'가 강하게 작동하여 '**머리로는 안 된다고 생각하면서도, 결국 해버렸다**', '**그렇게도 힘들었음에도 질리지도 않고 해버렸다**'라는 현상이 생긴다.

이처럼 성가신 것을 일으키는 신경 활동 메커니즘에 관하여 설명한다.

1) 신경세포의 구조와 활동

신경세포는 세포체와 그 세포체에서 다른 세포체로 향한 손처럼 뻗어 있는 부분으로 성립 된다. 손처럼 뻗은 부분은 두 종류로, 수상돌기와 축삭이다(**그림 1**).

수상돌기는 한 신경세포에 몇 개가 있고, 나무가지처럼 갈라져 넓혀지며, 다른 신경세포로부터 신호를 받게 된다.

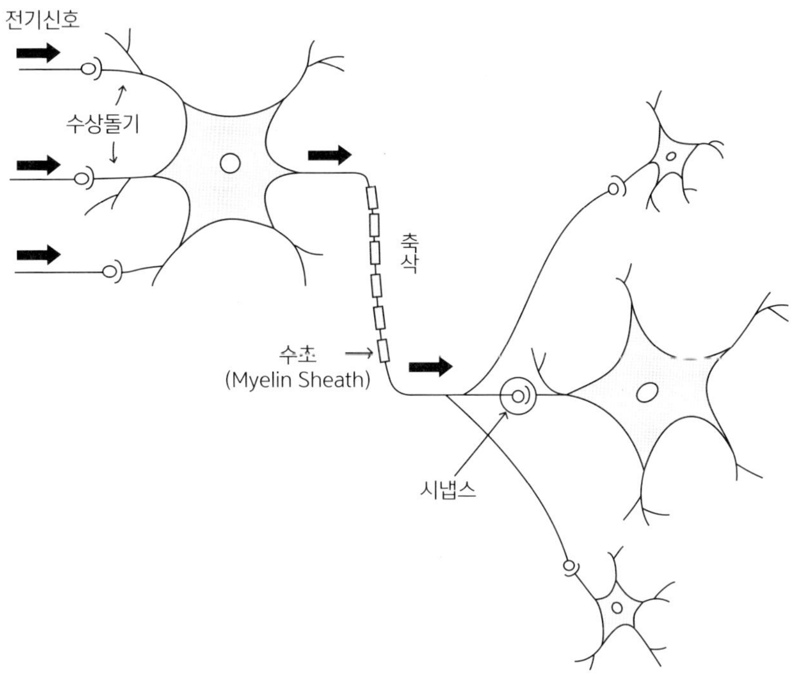

그림 1 신경세포의 모식도

축삭은 하나의 신경체에서 기본적으로 하나 밖에 나오지 않는다. 축삭은 수상돌기보다 길게 뻗어져 끝에는 몇 개로 나눠진다. 이렇게 나누어진 말단 부분이 시냅스라는 연결고리로써, 다른 신경세포의 수상돌기와 이어진다. 축삭은 하나의 신경세포에서 다른 복수의 신경세포로 신호를 보내는 활동을 수행한다.

2) 하나의 신경체에 다수의 입구와 하나의 출구

하나의 신경세포 내의 신호 전달은, 전기적 활동이다. 수상돌기의 끝에서 신호가 들어오고, 그 신호는 전기 활동으로 수상돌기를 따라, 세포체에 도달한다(**그림 1**).

많은 수상돌기를 가지고 있는 하나의 세포는, 시냅스를 통하여 많은 신경세포로부터 신호를 받는다. 신호를 받은 세포체는 그 신호를 일정 기간 축적하고, 다음 신경세포에 신호를 송출한다. 세포체로부터 출구가 되는 축삭은 하나이다. 이 전기 신호의 최대 빠르기는 초속 100 m/s이다.

3) 전기적 활동과 화학적 활동

세포체에서 축삭 하나가 나와서 복수의 말단으로 나누어진다. 말단에는 시냅스가 있고, 전기 활동을 하는 신호는 시냅스의 축삭에 화학적 물질을 방출한다. 화학적 물질은 축삭을 통해 다음 신경 세포의 수상돌기로 보내고, 여기에 전기 활동이 일어난다. 즉, 시냅스에서 전기 신호가 화학적 신호로 바뀐다. 그리하여 축삭에서 전기신호로 바뀌어 다음 수상돌기로 가서 세포체에 도달한다(**그림 2**).

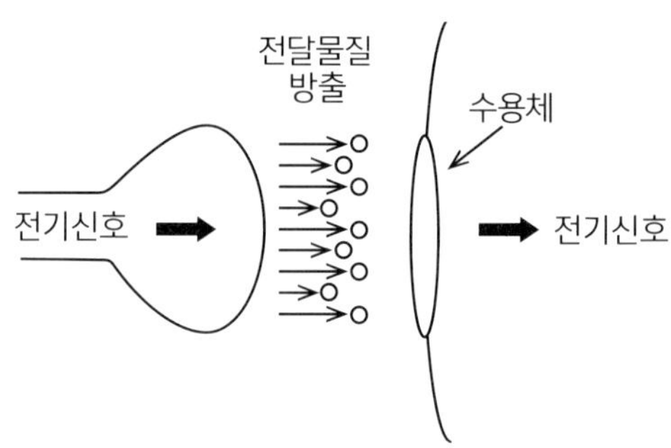

그림 2 시냅스의 모식도

2. 신경 활동과 반사

행동을 관장하는 신경 활동에 관하여, 파블로프 학설에서 아래를 이해할 수 있다.

1) 신경 활동과 반사

동물에게 체내나 체외에서 변화가 있으면, 그 변화는 체액 중의 변화라면 체내의 수용기에서, 혹은 청각, 시각, 촉각, 미각, 통각, 온도각 등이라면 감각기관에 있는 수용체에서 신경계로 들어간다. 그리고 신경 활동이 이루어지는 뇌나 척추 등의 중추에 도달하여 처리되고, 그 후에는 효과기관으로 향하여 신경 활동이 개시되고, 자율 신경과 기분이 조절되고, 동작을 관장하는 근육 등이 수축하여 행동이 일어난다. 이처럼 자극을 동물이 받으면, 수용기에서 중추로 전달되고, 중추에서 처리된 후에, 중추에서 효과기관으로 가서, 효과기관에서 반응이 생기는 경로를 반사망, 그 신경 활동을 반사라고 부른다.

일부 단순하고 원시적인 활동은 척추에서 처리되지만, 복잡한 움직임이나 통합된 행동은 뇌에서 처리된다. 인간도 동물로서 이러한 시스템을 가지고 있다.

2) 신경세포에 있어서 활동의 연쇄

반사는 자극이 수용장기로 들어가 중추에서 처리되어 효과기관에서 반응이 생기는 현상이다. 과거의 활동으로 각 세포체가 흥분되는 역치가 결정되어 있고, 반사가 적절한 간격을 두고 연쇄적으로 생겨 원활한 흐름을 만들며, 정형적인 행동이 된다.

일련의 행동을 만드는 반사 연쇄는, 흥분하는 신경세포의 순서를 틀리지 않게 기계적으로 작동한다.

3. 반사의 성립과 생리적 보상

1) 선천적 반사 연쇄(무조건 반사)와 생리적 보상

A. 선천적 반사 연쇄

동물은 일정 기간 자신의 생명을 보존하고, 자손을 남기는 행동을 세대 교대를 하면서 계속한다. 이렇게 성공한 생물 종이 현재까지 남아 있다. 인간을 제외한 동물은, 어떤 행동이라도 최후에는 방어, 섭식, 생식으로 이어진다. 이것은 생물 종을 존속시키는 행동으로, 이런 행동을 촉진하는 반사의 설정은 유전자에 포함되어, 태어날 때부터 가지는 반사이다. 이런 선천적 반사 연쇄에 관하여 파블로프는 1903년에 보고했다. 방어, 섭식, 생식에 강하게 관여하는 행동은 중요하며, 새로운 환경에 간단하게 좌우되지 않고, 강하게 지속된다.

B. 생리적 보상

방어, 섭식, 생식 행동은, 생명을 유지하고 자손을 남기며, 그 생물 종이 존속하는 데 중요한 행동이다. 그리고 개체가 이러한 행동에 성공했을 때 뇌에 생기는 것이 생리적 보상이다.

생리적 보상은 그것을 획득하기 전에 생기는 신경 활동을 재현하기 쉬운 형태로 정착시키는 것이다. 따라서 생물 종의 존속에 중요한 행동인 방어, 섭식, 생식은 반복된다.

생리적 보상을 생기게 하는 것은, 원래는 자연계에 방어, 섭식, 생식이라는 행동이지만, 메트암페타민이나 알코올, 니코틴 등의 약리 작용도 생리적 보상과 같은 효과를 생기게 한다. 이런 물질의 약리 작용은, 자연계의 생리적 보상으로 이어질 때와 유사한 뇌 내부 환경 변화를 만들어 낸다. 이에 생물 종의 존속을 위해 신경 활동이 생기는 것과 같이 뇌가 반응하고 약물이나 알코올, 니코틴 등의 섭취 행동이 정착된다.

또 인간은 사고로 설정된 목표 달성에 의해서도 생리적 보상과 같은 효과가 생긴다고 생각해도 좋다.

생리적 보상은 방어, 섭식, 생식으로 생기며, 통상 그때 안도, 만족, 쾌감이 뒤따른다. 여기에서 주의해야 하는 것은, 그러한 감각은 생리적 보상 획득과 동시에 생길 때가 많지만, 안도, 만족, 쾌감은 그 자체가 생리적 보상이 아니라는 점이다. 예를 들어 유사 단계에서 메트암페타민 섭취 행동을 본따서 행하면 쾌감이 생긴다. 그러나 메트암페타민을 섭취한 것이 아니기에, 생리적 보상은 획득되지 않는다.

2) 조건 반사

동물은 태어날 때 가진 반사를 이용하여, 그 뒤 환경에서 새로운 순서의 자극에 내응하여, 끝에는 생리적 보상을 획득한다. 이 현상이 반복되면, 태어날 때 가지고 있던 반사의 순서에 추가하여, 새로운 순서의 자극에 대한 반사 순서, 즉, 새로운 반사 연쇄가 중추에 정착된다.

이 새롭게 정착된 반사의 순서는, 같은 자극을 받았을 때 같은 반응을 일으키는 조건 반사이다. 생리적 보상의 강도에 의해, 한 번 자극으로 정착되는 신경 활동도 있고, 반복되어 정착되는 것도 있다.

4. 신호계: 중추 신경이 활동하는 시스템 분류

신경 활동은 모두 반사를 만들고, 그 연쇄적 작동으로 생체의 활동이 성립된다. 파블로프는 신경 활동의 전개에 착안하여 신경 활동이 작동하는 중추를 제 1신호계와 제 2신호계로 분류했다.

1) 제 1신호계

체내외에서의 특정한 하나의 자극이, 반사의 중추에서 처리되어, 일방향의 특정 신호가 되어 진행된다. 자극과 신호의 관계는 1:1로써, 자극이 들어오면 신경 활동이 정형적 및 자동적으로 진행된다. 이것을 제 1신호계라 불렀다. 그 활동은 무의식적으로 자동적으로 진행되며, 인간을 포함한 동물 전체가 가지고 있다.

A. 선천적 반사

본능 행동은 선천적으로 동물이 가지고 있으며, 방어, 섭식, 생식에 성공하는 방향으로 나아간다. 태어날 때 가진 선천적 반사 연쇄가 하나의 연쇄가 되어 이 행동의 주된 흐름을 관장한다. 이를 선천적 반사 연쇄로 부른다. 선천적 반사 연쇄는 제 1신호계에서 작동하고, 정형적으로 인간을 포함한 모든 동물이 가지고 있다.

B. 후천적 반사 연쇄

동물은 만족하여 거의 움직이지 않는 상태로부터, 시간이 경과하여, 각종 자극을 받아, 방어, 섭식, 생식의 어느 행동이 시작된다. 순서에 따라 행동이 진행되며, 최종적으로 어느 행동이 성공한다. 성공하면 생리적 보상을 획득한다. 이 현상이 반복되면, 새로운 반사가 정착된다.

예를 들어 애완견에게 '**앉아!**'라고 말하고 앉은 자세를 취하면 주인이 간식을 주는 것을 반복하면, '**앉아**'라는 말로 앉는 자세를 취하는 조건이 부여된다. 생후 환경에 의해 성립된 후천적 반사가 하나의 연쇄가 되어 행동의 주된 흐름을 관장하게 된다. 이를 후천적 반사 연쇄라 부른다. 이것은 제 1신호계에서 작동하며, 그 개체의 생후의 환경에 기초하여, 그 개체에 있어서는 정형적이다. 인간을 포함한 모든 동물이 획득한다.

일단 정착된 후천적 반사 연쇄는, 단기간에 억제되어 생기지 않는 상태가 되더라도, 그 후 장기적으로 방치되면 회복하여, 다시 작동하기 쉽게 되며, 그 후 후천적 반사 연쇄를 작동하는 행동이 쉽게 된다.

예를 들어 아프리카 대륙에서 대이동을 하는 영양을 생각해보자. 보금자리로부터 큰 돌산을 왼쪽에서 돌아 도착하는 초원에서, 풀을 뜯어먹는 것을 반복했다. 반복되는 섭식 행동은, 풀이 있는 계절이 지나, 초원의 풀이 사라지면 변화된다. 큰 돌산이라는 시각 자극이 있어서 그것을 왼쪽으로 돌아서 초원에 도착해도, 거기에는 풀이 없고 생리적 보상은 생기지 않는다. 몇 번을 반복했다. 그러나 나중에는 큰 돌산이라는 시각 자극이 있어도, 그것을 왼쪽에서 도는 행동을 관장하는 행동은 억제되고, 그 행동은 사라진다. 즉, 돌산이 자극이 되어 왼쪽에서 돌아 이동하는 반응으로 성립되는 조건 반사를 촉진시켰으나, 풀이 없을 때는 그 반사를 억제하는 것으로 변화되었다.

영양 무리는 대 이동하여, 다른 지역에서 섭식하고, 1년 가까이는 돌산이 보이는 초원에는 돌아가지 않았다. 그 동안 돌산이라는 시각 자극에 대한 반사는, 자극이 들어오지 않아 방치되었다. 1년이 지나 다시, 같은 초원에 다가갔다. 그 때 큰 돌산을 보고, 그 시각 자극으로 왼쪽에서 도는 행동이 촉진되어, 원활하게 그 초원에 도착하여, 풀을 뜯어 먹었다. 작년 마지막에, 돌산이라는 시각 자극은, 왼쪽에서 도는 행동을 억제시켰다. 이 억제된 반사 상태가 방치되어 있는 동안에, 만약 회복되지 않고, 억제된 그대로 있다면, 영양 무리는 큰 돌산을 보아도, 왼쪽으로부터 돌지 않고, 초원을 발견하는 것이 늦어져 죽게 되었을 것이다. 작년 마지막에 억제된 반사가, 방치되어 있는 동안 회복되는 성질을 가진 영양들이, 해당 계절이 되면 돌산 근처로 돌아와, 시각 자극을 받고, 왼쪽으로 돌아 초원에 도착하는 반사가 생겨나, 작년에 섭식했던 장소로 이동하여 풀을 뜯게 되었다. 이처럼 방치된 조건반사가 회복되는 성질을 가진 생물 종이 살아남게 된다.

조건반사의 성질에는 아래와 같은 중요한 특성이 있다. 섭식이나 생식에 관하여는 1회나 2회의 실패로 그 행동을 그만두는 것은, 자기를 보존할 수가 없고, 유전자를 남길 수도 없다. 만일 한두 번 실패를 하더라도, 혹은 더 많은 실패를 하더라도, 최종적으로 섭식이나 생식에 성공한 생물 종이 살아남게 된다. 즉, 어느 정도 저빈도의 성공률이 있더라도 행동은 정착된다. 요즘 가장 이와 가까운 것이 도박이다.

2) 제 2신호계

인간은 언어를 가지고, 언어로 전개되는 사고라는 신경 활동을 가진다. 동물 중에 인간만이 가지고 있는 이것을 파블로프는 제 2신호계로 불렀다.

예를 들어 '**꽃**'이라는 말을 들으면, '**꽃**'으로 인식되어 어떨 때는 '**축하 꽃을 보내고 싶다**'라고 생각하거나 어떨 때는 아무 생각 없이 꽃에 관한 노래를 흥얼거리기도 한다. 하나의 언어 자극에 의해 복수의 신호가 생긴다. 즉, 언어를 자극으로 하는 신경 활동의 자극과 신호의 관계는 '**1 : 다수**'이다.

'**꽃**'으로 축하의 꽃을 생각한 사람은, '**나중에 쇼핑갈 때 꽃집에 들릴까**'라고 생각하거나, 인터넷으로 주문하려고 PC를 켠다. 그러나 인터넷 쇼핑에서 꽃을 고를 때 꽃과 과자가 세트로 된 것을 보고, 먹고 싶다고 생각했다. '**누가 자신에게도 보내주지 않을까**'라고 생각하거나, 어린 딸이 민들레 꽃다발을 만든 것, 자신이 어릴 때 서툴게 만들레 장식을 하여 기뻤던 것을 생각해냈다. 이처럼 하나의 언어가 만든 신호에 대하여, 다수의 신호의 그물망처럼 짜여졌다.

이처럼 중추에 있어서 판단, 평가, 예측, 계획은 몇 개든 넓혀지며, 처음부터 몇 번이든 새롭게 반복된다. 이런 작용 후에 하나의 행동이나 몇 개의 행동을 선택하는 결단을 내려 실행된다.

이러한 신경 활동 작용은 사고로써, 인간이 가지며, 다른 동물은 가지지 못한다. 이 신경 활동의 기반을 제 2신호계로 보낸다. 제 2신호계에 있어서 신경 활동은, 태어난 뒤에 획득된 정보나 지식 등을 기초로 정리되고 전개를 거듭하여 매우 자유롭게 작동한다. 제 1신호계에서 행동을 관장하는 신경 활동은 한 길로 나아가 작동하는 반사 연쇄이다. 그러나 제 2신호계는 그물처럼 연결되어 전개되기에, 이를 반사망이라고 부른다.

인간 이외의 동물은 제 1신호계만 행동한다. 인간은 제 1 및 제 2신호계를 가지고, 제 2신호계는 의식하여 주체적으로 복수의 자극이 그물로 이어져 다방향으로 전개되는 신경 활동을 구사할 수 있다.

인간의 뇌에서 제 1신호계는 좌우지간 계속 생존하는 방향의 행동을 만든다. 과거의 행동 가운데 환경에 적응한 것이 제 1신호계로 남아서, 개체의 존속을 지지하고, 생물 종을 보존하는 방향으로 강력하게 작동한다. 제 1신호계의 행동이 생기는 메커니즘에는 대뇌변연계가 강하게 관여하며, 다른 동물도 공통적이다.

한편 제 2신호계는 뇌의 진화 가운데 새로운 부분으로, 전전두 피질(prefrontal cortex)이 강하게 관련되어, 인간만이 가지며, 과거의 정보도 현재의 새로운 정보도 한 번에 인풋되어 검토 가능한 시스템이다. 따라서 미묘한 차이를 명확하게 하는 섬세한 것으로, 획기적으로 행동을 진행해갈 수 있고, 유연하고 자유롭고 창조적이다. 이는 장점이지만, 상황에 따라 여러 가지 방향으로 쉽게 변화하는 기회주의적인 약점도 된다.

따라서 하나의 사건에 대하여, 한 개체에서 제 1 및 제 2신호계가 생겨 행동의 방향이 마찰이 일어날 때, 과거에 제 1신호계가 수차례 반복된 행동이면, 그 행동은 개체의 존속을 지지하고, 생물 종을 보존하는 행동이기에, 이를 관장하는 제 1신호계가 유연하고 자유로운 제 2신호계보다 우세하게 작동하는 것이 통상의 현상이다.

과거에 메트암페타민을 함께한 동료로부터 오랜만에 편지를 받으면, 제 1신호계인 메트암페타민에 대한 신경 활동이 작동되어, 제 2신호계가 반사망에서 '**또 메트암페타민을 쓰면 체포된다. 교도소로 간다**'라고 브레이크를 걸게 된다. 그러나 유연하고 바뀌기 쉬운 제 2신호계의 반사망은 '**한 번 정도는 괜찮다**'라고 작동하게 된다. 제 1신호계의 특정 반사 연쇄가 강력하게 작동할 때는, 제 2신호계의 반사망은 지기 쉽다. 이처럼 '**알지만 끊을 수 없다**'라는 상태가 된다.

제 2 장

CRCT 기본 단계 진행법

시작하며

조건반사제어법은 몇 가지 치료 단계로 나눠진다. 히라이 신지는 메트암페타민 남용을 반복하는 경우, 네 단계로 실시했다. 제 1단계는 부적 자극으로 키워드 액션(핵심단어 행동, Key word action: KWA) 설정 단계로 부르며, CRCT 전 단계 중에서 가장 중요하다. 이어서 제 2단계는 유사 단계, 3단계는 상상 단계, 4단계는 유지 단계이다. CRCT 기본법은 네 단계 순으로 진행된다. 그러나 단계는 2단계를 시행하지 않고 1 → 3 → 4로 진행하거나 1 → 4로 진행하는 등 다양하다.

우선 CRCT 기본법의 패턴은 물질 남용의 예를 통하여 이해하고, 응용편을 생각해보자.

1. 제 1단계: 부적 자극 단계

CRCT는 환경에서의 자극에 대하여 자신의 반응 방식을 새롭게 계획적으로 설정하여, 유지한다. 이 최초 단계에서, 새로운 설정 가운데, 가장 중요한 조건 반사를 만든다.

우선 이 단계는 CRCT 도입만이 아니라, 관찰 기간, 치료 관계의 구축 기간이기도 하다. 그리고 확실하게 부적 자극을 정착시킴으로써,

그 후의 단계에 있어서 치료 작업을 좀 더 효과적이고 안전하게 할 수 있다. 또 강박장애에서는 제 1단계만 계속하여, 2, 3단계는 하지 않고 유지 단계로 갈 때도 많다.

1) KWA 설정+괜찮다.

이 단계는, 반복적으로 약물 남용으로 이어지는 제 1신호계의 반사 연쇄를 중지시키기 위하여, 그것에 대항하는 신경 활동을 인공적으로 만든다.

우선 끊고 싶은 의존, 문제 행동, 증상을 표현하는 말과, 지금은 그것을 할 수 없다는 것을 표현하는 말을 조합하여 짧은 문장을 만든다.

예를 들어

나는	지금	메트암페타민을	할 수 없다.	괜찮다.
나는	지금	술을	마실 수 없다.	괜찮다.

메트암페타민과 술이라는 말은, 처음에는 뇌에서 자극이 되어, 메트암페타민을 사용했거나 술을 마신 것을 상기하고, 혹은 욕구가 생기기도 한다. 그러나 그 뒤에 계속되는 말을 '**할 수 없다**', '**마실 수 없다**'를 함으로써, '**지금**' 시점에서 '**나**'는 문제의 물질을 남용할 수 없다는 것을 확인하는 말로, 자극이 들어갔더라도 욕구를 바탕으로 한 행동을 중단하는 말이 된다.

그리고 이 말과 간단한 동작을 연계한다. 마지막에 자신을 안심시키는, 이완시키는 말을 붙인다. 그것은, 예를 들어 어릴 적에, 불안할 때 믿을만한 어른이 하는 말이다. '**괜찮다**'가 일반적이지만, 종교를 가졌다면, '**나무아미타불**', '**아멘**'을 붙이기도 한다. 예를 들면

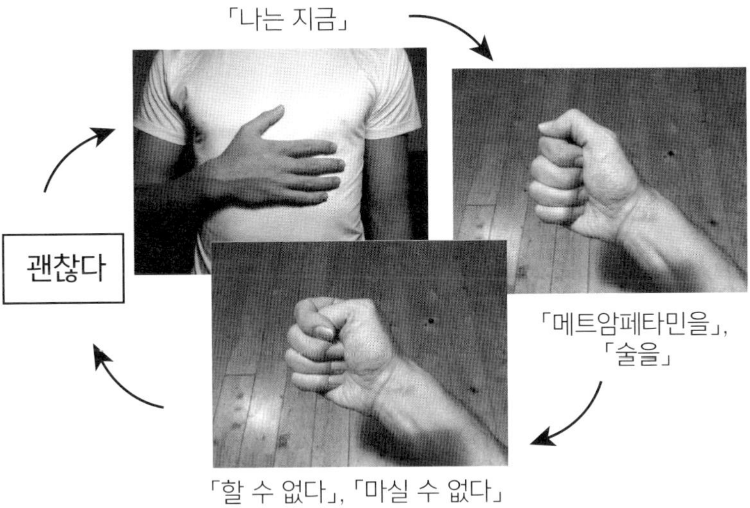

[예 1]

① 왼손으로 주먹을 쥐고 가슴을 한 번 가볍게 두드리며 (나는)

② 그 손을 펴서 다시 한 번 가슴을 가볍게 두드리며 (지금)

③ 왼손으로 목 뒤를 잡으며 (메트암페타민을, 술을)

④ 그 후 가슴을 누르며 (할 수 없다, 마실 수 없다)

⑤ 마지막으로 왼손으로 가슴을 누른다. (괜찮다)

[예 2]

아무 생각 없이 했던 기존의 습관적인 동작은 안 된다. 특수한 것으로 하기 위해 3~4개의 동작을 조합하는 것이 좋다. 처음에는 의식적으로 하는 것이 좋기 때문에, 오른손잡이면 왼손을 사용하는 것이 좋다.

이 동작을 '**Key-Action**'으로 부르며, 말과 함께 '**Key Word-Action**'으로 부른다. 혹은 '**주문**', '**Key-Action**', '**short-message**'라고도 부르며, 환자가 이해하기 쉽고, 사용하기 쉽다면 어떻게 불러도 관계없다.

우리가 영어 단어를 외울 때, 그 단어를 말하면서 노트에 몇 번 쓰면서 외운다. 언어와 동작을 합치면, 신경 활동으로써 정착하기 쉽다. 또 의미가 있는 말을 함으로써 제 2신호계에서 제 1신호계로 향하는 작용이 있다. 인간은 수백 년 전부터 제 2신호계를 발달시켜왔다. 병동이나 교도소 등 실제로 메트암페타민을 섭취할 수 없는 환경에서 '**나는 지금, 메트암페타민을 할 수 없다**'라고 말하거나 생각하는 것은 제 2신호계의 신경 활동이지만, 이것이 제 1신호계에도 작용하여, 그것과 동시에 행하는 간단하지만 특수한 부적 자극이 되는 동작과 그 말의 내용이 표현하는 현실을 연계함으로써 효과적으로 작용하게 된다.

이 사실을 유지하기 위해, Key Word-Action(KWA) 후 20분간은 문제 행동이나 중독 행동을 하지 않는 시간이 되도록 지키게 한다.

KWA의 효과는 두 가지 요소가 들어있다. 우선, 감각에서 운동, 혹은 감각에서 기분을 통하여 운동으로 다가가는 후천적 반사 연쇄의 지름길을, 다른 지름길을 만들어 편안한 시간을 가지게 하는 효과이다. '**일부러 습관을 만든다**'라는 의미이다.

차를 운전할 때 처음에는 '**우선 주위를 확인하고, 시동을 걸고, … 브레이크를 풀고…, …기어를 드라이브로 해서…, 액셀을 밟는다**'라는 식으로 하나하나 생각하며 확인해가며 손을 움직인다.

운전에 익숙해진 뒤에도 렌터카 같은 평소와 다른 차를 몰면, 신중해 져서, 처음에는 기어를 확인하는 등 동작이 자동적으로 되지 못한다. 이는 하나하나 대뇌피질에서 언어로서 확인, 계획하여 동작으로 이어진다.

그러나 익숙해진 자신의 차라면, 머릿속에 말이 없이 자연스럽게 손이 움직인다. 몇 번이든 운전 동작을 반복했기 때문에, 후천적 반사 연쇄로 정착되어, 언어레벨을 개입하지 않고 '**차에 탔다**'는 감각 입력만으로 운동이 일어나기 시작하는 지름길이 만들어진 상태이다.

옛날부터 인간은 염불, 주문, 기도를 말할 때 손을 모으는 등의 동작을 함께 했다. 가족이나 신, 부처를 떠올리면서, 몇 차례 반복하면서 기도나 염불을 하면, 편안해지는 특별한 KWA가 된다.

즉, CRCT의 첫 단계는 KWA와 그 후 이어지는 '**하지 않는 시간**'을 반복하는 것으로, 그것이 한 세트가 되어 신경 활동으로 정착된다. 후에는 욕구나 충동이 생기더라도 KWA를 하면, 그것이 수초 내에 사라져, '**하지 않는 시간**', '**욕구도 없는 시간**'이 만들어 지게 된다.

다른 하나는 KWA를 여러 곳에서 함으로써, 여러 장소나 물건 앞에서 '**OOO는 할 수 없다**'라는 시간이 시작되는 자극으로 바뀌는 효과이다. 이 효과를 만들기 위하여, KWA를 행할 때는 규정 시간이 있지만, 보이는 것이나 분위기를 확실히 느끼면서 행하고 몇 번이든 반복한다.

2) KWA의 규칙

앞서 말한 20분 규칙을 포함하여, 몇 가지 규칙과 주의사항이 있다. 알코올 중독의 예를 들어본다.

① KWA는 여러 장소에서 주위를 분명히 보면서 실시한다.

② KWA 후 20분은 단주를 지킨다.

③ 한 번하면 다음까지 20분 이상 간격을 둔다. 20분마다 하는 것은 아니다. 그 이상이면 한 시간도 관계없다.

④ 하루 가능한 20회를 목표로 한다.

⑤ KWA 직후에 만일 음주욕구가 생긴다면, Action은 하지 않고 Key Word만 말하거나, 머릿속으로 생각한다.

⑥ 지하철 등 사람들 앞에서는, 말을 하지 않고 입안에서 중얼거리거나, 머릿속에서 생각하는 것도 좋다.

⑦ CRCT 작업 기록표에는 하루의 KWA 횟수를 기록한다. 기록표에는 술을 마셔버린 날이나 양도 기입한다.

⑧ 무알코올 음료도 마시지 않도록 한다. 아무리 해도 술을 피할 수 없을 때는 무알코올 맥주라도 어쩔 수는 없다. 그러나 그때도 KWA 후 20분은 무알코올 맥주도 마시지 않는다.

①에서 ⑦까지는 표적 행동 및 증상과 관계없이 어느 정도 공통되는 규칙이다. 거기에 ⑧과 같이 개별적인 것에 맞는 규칙을 추가한다.

KWA 지시서 표(기입사례) (목표: 알코올)

○ A의 CRCT

- Key Word : **나는, 지금, 술을 마실 수 없다. 괜찮다.**
- Key-Action : **왼손으로 주먹을 쥐고, 가슴을 두드리고, 오른 손목을 잡는다. 왼손으로 가슴을 누른다.**
- **하루 20회를 목표로 계속하라.**
- 여러 장소에서, 주위를 분명히 보면서 하라.
- 욕구가 있든 없든 KWA를 하라.
- KWA 간격은 20분 이상으로 하라.
- 이 20분은 '술을 마실 수 없는 시간' 이다.
- 사람들 앞에서는 Key Word는 입속에서 중얼거리거나, 머릿속으로 말하는 것만으로도 좋다. 액션은 실시하라.
- 작업 기록표에 횟수를 기록하고, 매 회기에서 확인을 받아라.

★ 기타 규칙

지금은 아직, 무알코올 맥주도 마시지 말라.

우선 왜 20분인지 의아스러울 것이다. KWA는 CRCT의 표적이 되는 중독 행동이 없는 시간을 제공하는 특별한 신호로 만들어가지 않으면 안 된다. 이를 위해 중독 행동을 하지 않는 20분을 확보하는 것이 중요하다. KWA와 20분간의 '**OOO이 없는 시간**'을 한 세트로써 뇌에 정착시킨다. 히라이 신지는 '**잘 훈련된 개는 30분간은 앉아 있다**'라는 기사를 읽고, 아마도 인간은 좀 더 바쁜 행동 패턴을 가지고 있기에, '**20분간**'이라는 규칙을 설정했다. 우연이지만, 인간의 신경 활동이 수습되는 주기도 20분 정도이다.

그러나 예를 들어 발모벽, 아토피성 피부염이 가려워서 긁는 것처럼 20분을 참기 어려울 때는 처음에는 좀 더 짧은 시간부터 시작하여, 점차 간격을 넓혀 갈 수도 있다. 또한 '**절대 20회**'가 아니라 '**하루 20**

CRCT 작업 기록표 : 제1단계(기입사례)

목표: 알코올　　　　2023 년 1 월 이름: ○○○

날짜	횟수	누계	비고
1/5	正正正	15	술에 대한 꿈을 꾸었다
1/6	正正正正	35	
1/7	正正正正	55	술자리를 피했다
1/8	正正	65	
1/9	正正正正	85	
1/10	正正正	100	맥주를 마시고 싶다.
1/11			
1/12			
1/13			

회를 목표로, 20회가 안 되더라도 그대로 기록하라. 그러나 가능하면 10회는 하라'고 지도한다. 실제 횟수가 좀처럼 쌓이지 않을 때는 '**우선은 제로가 되는 날이 없도록**', '**5회를 목표로**'라고 지도한다.

3) 좋았던 것 적어내기 작업(GE : Good Experience)

GE는 과거의 좋았던 체험을 적고, 반복 읽기 후 20단어를 적어내는 것이다.

과거에 체험했던 좋았던 것을, 우선은 간단하게 100가지, 언제, 어디에서, 무엇이 있었는지를 50자 내외로 적는다. 이어서 상세하게 상황의 변화를 그 당시에 봤던 사람, 물건, 경치, 움직임, 들렸던 소리, 음성 등의 자극을 800~1200자 적는다. 이렇게 적음으로써, 경험한 사건에 대한 많은 자극을 한 번 더 경험하면서 적게 된다. 이후 상상 단계에서 작성해둔 GE를 읽고 20단어를 적어낸다.

또 이 작업은 KWA와 교대로 실시하기 때문에, 나중에 KWA를 할 때, GE 때의 편안한 기분이 생기기 쉽도록 한다.

4) 관찰기간으로서의 제1단계

1단계는 CRCT 전체의 토대가 되는 가장 중요한 단계이다.

중독 행동이나 문제 행동은, CRCT를 시작한다는 회복을 향한 의지와 20분 규칙으로, 그 전보다 빈도는 줄기 마련이다. 빈도가 줄면, 중독 혹은 문제 행동이 출현하기 쉬운 상황을 지정하기 쉬워지고, 또한 줄이기 위한 연구는 과제로써 다루기 쉬워진다.

예를 들어 알코올 의존의 경우 '**직장의 술자리에서 마셔버려서, 다음날 술이 덜 깨어 지각했다**'라는 상황이 있다. 여기에서 '**술자리를**

거절할 것인가, 가서 우롱차로 변경할 것인가'에 대하여 논의한다.

이런 대처법은 지금까지 집단에서 교육프로그램으로서 '**위험성과 계기를 피하는 방법**'로서 다루었다. 그러나 아무리 검토한 대처법이라도, 이는 제 2신호계가 작동하는 것으로, 후천적 반사 연쇄가 작동하기 쉬운 상황에서는, 다시 마시기 쉽다. 후천적 반사 연쇄를 어느 정도 제어한 상태라면, 이런 대처법이 효과가 있을 것이다.

또 재사용(slip)해 버린 것, KWA를 하지 않은 것 등을 정직하게 말하지 않으면, CRCT는 전혀 성립되지 않는다. 정직하게 그대로 말하기 쉬운 분위기를 만들고, 치료단계 진행을 초조해 하지 않고, 치료관계를 구축한다.

알코올 의존의 경우, 이 단계에서 무알코올 맥주도 실제 술과 같이 다루어 마시지 않도록 지도한다. 만약 집에 이미 구입한 것이 있을 경우, '**다음 작업 단계에서 사용하자**'라며 보관시킨다.

입원 CRCT는 KWA가 누계 200회가 되었을 때 2단계로 넘이간다.

지역 및 외래에 있어서 CRCT는 자극에 노출되기 쉬워서, 2단계로 가기까시 KWA 누계 300~1000회가 되었을 때 시도한다. KWA가 어느 정도 횟수를 거듭하고, 중독이나 문제 행동이 중지된 지 한 달 정도 지났을 때가 바람직하다.

2. 제2단계: 유사 단계

1) 유사 단계 제작

제 1단계에서 KWA를 거듭하여, 중독이나 문제 행동을 촉진하는 반사 연쇄를 중지시키는 신호와 신경 활동이 만들어졌다고 생각될 때, 제 2단계로 넘어간다. 제 2단계에서 이루어지는 치료 작업은, 중독 혹은 문제 행동과 유사한 행동을 하지만, 끝에는 생리적 보상이 생기지 않도록 한다. 그리고 이를 반복한다. 이 과정은 작업으로 특정 행동이 시작되어 진행해도 끝에는 생리적 보상이 없는 헛스윙을 하도록 한다. 이를 반복하면, 중독이나 문제 행동으로 만들어진 곤혹스러운 후천적 반사 연쇄의 작동성이 약해진다.

유사 단계에 들어간 직후는, 자극으로 신체 반응이나 욕구가 높아지는 등 반응이 나타난다. 그러나 뇌에는 생리적 보상이 생기지 않는다. 유사 작업을 반복하는 가운데 그런 증상은 사라진다.

유사 작업은 치료환경에 따라 방법이 다르다. 입원 병동에서는, 처음에는 의사 등이 동반하여 하지만, 후에는 단독으로 실시한다. 외래, 낮병원, 회복시설, 그룹홈, 지역사회 등에서는 제 2단계를 직원 동반으로 실시한다.

실시 중에는 관찰표를 이용하여 기록한다. 여기에는 작업 전후의 신체증상이나 욕구 등을 기록한다.

또 종종 유사 행동을 완료하기까지 몇 동작을 남기고 중단시켜, 욕구가 어느 정도 높아지는지 확인한다.

유사 작업은 소주인 경우, 소주가 들어있다고 가정하는 병, 마시는 컵, 얼음 등을 준비하고, 얼음과 술을 섞어서 마시거나 소주가 들어있지 않은 물을 실제로 마신다.

중단의 경우, 이 일련의 작업을 도중에 중단하기에, 예를 들어 소주 대신의 물을 병에서 컵으로 부었을 때 작업을 중단시키는 것이다. 이때 욕구나 신체증상이 나타난다. 이때 KWA를 시도하게 한다.

유사 작업은 연속적으로 몇 번 해도 좋지만, 도중이나 한 번 한 후에 KWA를 했다면, 20분간은 작업을 해서는 안 된다. KWA 후의 20분은 문제 혹은 중독 행동과 무관한 시간이 되어야 한다.

CRCT 작업 기록표 2단계 : 유사 단계

목표: 알코올 2023 년 1 월 이름: ○○○

날짜	KWA	누계	유사	누계	비고
1/15	正正丅	662	正	9	
1/16	正正下	675			
1/17	正正下	688			
1/18	正丅	695			초조
1/19	正正	705	正	17	
120	正正一	716	正	25	
1/21	正正正	731			
1/22	正正下	744	正	33	
1/23	正正下	757			
1/24	正下	765	正	41	
1/25	正正一	776		49	
1/26	正正正	791	正	56	
1/27	正正正	806			
1/28	正正	816	正	64	두통
1/29	正正丅	829			
1/30					

KWA는 2단계에서도 매일 해야만 하지만, 유사 작업이 우선이기에, 하루 20회가 아니라, 5회에서 10회 정도로 줄여도 괜찮다.

입원병동에서는 유사 작업을 하루 20회를 목표로 매일 실시한다. 그러나 외래에서 20회를 직원 동반으로 매일 하는 것은 곤란하여, 가능한 자주 오게 하여, 내원한 날에 수회에서 10회를 실시한다.

유사 작업은 중독 혹은 문제 행동과 유사한 것이 좋기 때문에, 예를 들어 알코올의 경우 어떤 알코올을 어떻게 마셨는지 사전에 상세하게 물어본다. 과거에 종종 마셨던 술이 편의점에서 파는 5,000원짜리 레드 와인인 경우, 같은 병을 준비하여 안에 물이나 포도주스 등으로 유사 음주를 실시한다. 실제 레드 와인을 준비하여 마시는 흉내만 내게 하는 방법도 있다.

캔 맥주의 경우, 마찬가지로 마시는 흉내를 내게 하지만, 알코올 성분 제로인 무알코올 맥주를 사용한다.

2) BE(Bad Experience)

GE와 마찬가지로 과거의 가혹했던 체험을 적는다. 이 작업의 목적은 힘들었을 때의 체험에서 받은 자극을 재경험 시키고, 그 경험을 적어서 남기는 것이다. 이때, 자신의 주 문제 행동과 관련 없는 것을 작성해야 한다.

가혹한 체험을 적어내는 것은 매우 심한 고통을 유발하기에, BE를 적다가 괴로울 때는 GE를 읽어도 좋다. GE처럼 한 가지를 50자 이내에 간단하게 가혹했던 경험의 내용을 100개 적어낸다. 그 후에 100가지 모두를, 하나에 800~1200자로 상세하게 적어내도록 한다. 이후 상상 단계에서 작성해둔 BE를 읽고 20단어를 적어낸다.

3. 제3단계: 상상 단계

중독 혹은 문제 행동에 이르는 전형적인 경과를 상세하게 떠올리는 작업을 반복한다. 입원 병동에서는 200회를 하도록 권장하지만, 외래나 지역사회에서는 그 이상의 횟수가 필요하다. 여기서 알코올, 약물 남용의 예로 설명한다. PTSD, 성적 문제, 스토킹 등은 방법이 다르기에 주의가 필요하다.

1) 물질 사용 장애, 병적 도박의 경우

A. 상세한 상상 지도

처음에는 치료자의 앞에서 눈을 감고, 과거에 행했던 약물 남용 등의 문제 행동을 떠올리게 한다. 그 행동을 했을 때, 무엇이 보였는지, 무엇을 어떻게 했는지, 냄새, 맛, 감각 등이 떠오르도록 상상하는 작업이다. 치료자는 중간 중간에 감각이 떠오를 수 있도록 유도한다.

[예시]

환 자 퇴근 도중에 편의점에 들렀다.
치료자 편의점 위치는?
환자 지하철역에서 살고 있는 맨션으로 가는 도중에 있고, 옆에는 라면 가게가 있다. 거기서 안주와 맥주, 5,000원짜리 와인을 산다.
치료자 레드? 화이트? 안주는 어떤 것?
환 자 레드 와인, 캔 맥주를 산다. 안주는 도시락. 가게에 들어가 바로 알코올 코너로 간다. 찬 맥주, 저렴한 발포주를 산다. 500cc 캔 두세 개. 그 후 와인은 5,000원짜리
치료자 술을 손에 잡았을 때 어떤 기분?
환 자 차가운 맥주여서, 바로 마시고 싶었다. 편의점 바로 옆에 살고

CRCT 작업 기록표 3단계 : 상상 단계

목표: 메트암페타민 2023년 1월 이름: ○○○

날짜	KWA	누계	유사	누계	상상	누계	비고
1/10	正正正	1035	正正	260	正正一	11	
1/11	正正正	1051	正	265	正正正丅	33	
1/12	正正正	1067			正正正丅	50	메트암페타민 꿈을 꾸었다
1/13	正正正	1081	正	270	正正正丅	67	
1/14	正正下	1094			正正正	82	
1/15	正正正	1110			正正一	93	마약단속반과 면담
1/16	正正正	1125			正正正	108	
1/17	正正正	1142			正正正	126	
1/18	正正正	1157			正正正	142	
1/19	正正正	1172			正正	151	
1/20	正正下	1186			正正正	165	아버지와 다툼

있다. 우체통에서 석간신문과 우편물을 쥐고, 광고지는 옆의 쓰레기통에 버리고, 아, 그러나 피자집 광고지는 가진다. 엘리베이터로 5층까지 올라가 바로 집이다.

치료자 **저녁시간 때에 맨션 주위도 변화한가?**

환 자 **맨션 1층은 학원이어서, 초등학교, 중학생이 모여서 시끄럽다. 방에 들어가 신발을 벗고 넥타이를 풀고 우선 양복을 걸고 난 뒤, 우선 한 캔 마시려고, 봉투에서 맥주를 집어서, 테이블 위에 왼손으로 맥주를 잡고 오른손으로 맥주를 따서, 그대로 캔으로 꿀꺽꿀꺽.... 금방 반 정도 마신다. 이번에는 테이블 위에 맥주를 오른손으로 쥐고 꿀꺽꿀꺽.... 차가워 머리가 핑 돌았**

지만, 그래도 꿀꺽꿀꺽.... 조금 편안해져서, 냉장고를 열어 남은 술을 넣는다.

치료자 냉장고에는 무엇이 있는가?

환 자 김치, 블루베리 잼, 매실 등. 샤워를 하고, 파자마를 입고, TV를 켜고 도시락을 먹으며 본격적으로 마신다.

치료자 잠시만. 시간을 돌려보자. 도시락을 봉투에서 집어내는 행동을 하나하나 상상해 달라. 어떻게 도시락을 집어내고, 어디서 먹었는가. 무엇이 들어있는가. 맛은 어떤가. 맥주는 어디에서 꺼냈는가. 어디에 넣어서 마셨는가 등 행동 하나하나를 모두 말하면서 기억을 떠올려 달라.

이처럼 반복된 음주 행위 때의 시각, 청각, 후각, 촉각이 주어진 자극을 최대한 많이 상상하도록 작업한다.

상상 작업 전후에도, 자극에 대한 반사증상을 관찰표에 기록한다.

2) 작문 읽기

약물이나 알코올 등을 섭취한 전형적인 하루를 상세하게 적는다. 작성하는 시기는 유사 단계가 시작된 직후가 좋다. 환자는 유사 작업에 대한 반응을 자각하고, CRCT의 효과를 믿기 시작했기 때문에, 작문이 서툰 사람도 잘 할 수 있다. 충분한 동기가 있는 사람은 유사 단계가 시작하기 전부터 작문을 해도 좋다.

앞에서 말한 상상 작업에서 말한 것과 같은 내용을 사전에 작문한다. 그때 본 것, 들은 것 등 오감으로 사실에 관하여 최대한 많이, 상세하게 적는다. 영상이 눈에 떠오를 정도로, 술이라면 맛이 떠오를 정도로 적는다. 결코 반성문은 아니다. 상상 작업도 그렇지만, 제 2신호계의 판단, 해석 보다 제 1신호계의 움직임을 가능한 충실하게 재현시킨다.

환자 중에는 매우 능숙하게 작문을 쓰기도 하지만, 문장 자체를 평소 잘 써보지 않은 사람, 일이 바빠서 좀처럼 작문작성이 진도가 나가지 않는 사람도 있다. 작문이 너무 대충이어서 자극으로 사용할 수 없을 경우에는 '**이곳을 좀 더 상세하게**', '**이때 어떤 맛이었는가?**' 등으로 상세한 작문을 만들게 한다. 전혀 쓰지 않는 사람이나, 좀처럼 쓰지 못하는 경우, 면담실에서 말한 것을 치료자가 문장화 하거나, 녹음하는 등의 연구가 필요하다.

이렇게 작성한 작문을, 상상 단계가 마친 뒤 읽게 하여, 상상 단계에서는 영상으로써 볼 수 없었던 전경이 다시 보이게 된다. 또 '**이것은 분명히 있었지만, 실제로 수개월 전이 아니라 10년 정도 전으로 생각된다**'라고 말하기도 한다. 이 현상은 상상 작업을 반복함으로써, 문제 행동을 선명하게 생각해 내지 못했지만, 잃어버린 것을 작문을 읽음으로써 새롭게 알게 되어, 그것이 자극이 되어 다시 강력한 반응이 생긴 것이다. 이런 경우는 종종 있다. 작문을 읽기 시작했을 때 이런 체험을 해도, 작문은 고정되어 있기에, 수차례 작문을 읽으면 반응은 저하되는 것이 통상적이다.

이런 체험은 뇌에는 문제 행동을 관장하는 활동적인 반사가 남아 있을 가능성을 시사하며, 뒤에 이루어지는 유지 작업을 분명히 해야 한다는 점을 이해시키는데 도움이 된다.

또 작문 작성으로 치료자 혹은, 환자가 어떤 과정으로 문제 행동을 시작하여, 계속하고, 성취했는지에 관한 정보를 파악하기 쉽고, 치료에 도움이 된다. 구체적으로, 작성한 작문을 바탕으로 유사 작업에 추가하는 것도 좋고, 외래라면 일상생활에서 피해야만 하는 상황을 파악할 수 있다.

작문은 유지 단계에 들어갔을 때, 종종 되풀이해서 읽는다. 또 상상 단계라도 '**더 이상 아무것도 떠오르지 않는다**', '**상상할 수 없다**', '**잊**

어버렸다' 등으로 말할 때, 써둔 작문을 제시한다. 전에는 뚜렷하게 영상이 보이는 것처럼 떠올랐던 광경도, 상상 작업 후반에는, 옅어지는 것이 대부분이다. 그럴 때 그전에 써둔 작문을 읽으면 '**아 이런 것도 있었다**'라고 상상 작업에 도움을 받는다. 혹은 그 작문 도중에 쓰여 있는 장면이나, 말에는 아직 억제가 진행되지 않은 자극이 있고, 작문을 읽는 도중에 눈을 감으면, 영상이 다시 선명하게 생길 때도 있다.

3) PTSD의 상상 단계

PTSD에 대한 치료의 기본은, 증상이 만들어진 기전에 따라 대처해야만 한다. 즉, 증상의 원인이 되는 경험을 떠올려 자극을 주고, 반응을 생기게 하고, 생리적 보상을 주지 않고, 증상을 만든 반사의 억제를 반복하는 것이다. 이는 CRCT의 기본 방법이기도 하다.

한편 PTSD에 대한 치료에 있어서, 물질 사용 장애와 크게 다른 점, 또 도벽이나 치한에 대한 치료와 몇 가지 다른 점이 있다.

물질 사용 장애의 CRCT는, 유사나 상상에서 자극을 주면 그 반응으로 기쁨과 즐거움 등의 쾌감이 생긴다. 도벽이나 치한은, 자극을 주면 긴장이나 공포가 생기기도 하지만, 기쁨이나 즐거움도 준다. 그러나 PTSD는 증상의 원인이 된 사건과 관련된 자극을 주면 반응이 고통을 줄 뿐만 아니라, 일탈행동을 일으키기도 한다.

이에 PTSD 치료는 반응을 불러일으키는 자극을 주는 것이 기본이며, 괴로움이 생기는 것은, 그것을 줄이는 것은 가능해도, 피할 수는 없다. 따라서 PTSD 치료를 할 때, 중요한 점은, 왜 환자가 그런 증상을 가지게 되었는가, 어떤 치료를 받았는가, 왜 그 치료로 나았는지를 충분히 설명해야 한다.

가. PTSD에 대한 상상에 있어서 조정과 효과

PTSD는 지각이나 자율신경증상, 기분의 반복이 주된 증상으로, 도벽이나 치한과는 달리, 수동적 체험이 원인이지만, 도벽이나 치한과 마찬가지로 선천적인 반사가 주된 흐름이 되는 신경 활동이다. 따라서 PTSD에 대해서도 구동성의 정상화와 함께, 현상의 재현을 선천적 반사의 비율이 많은 부분에서 끝나지 않도록, 조정할 필요가 있다. 이러한 이해를 바탕으로 성적피해 체험 혹은 폭력적 피해 체험이라는 PTSD에 대한 CRCT의 유사와 상상의 조정은 구체적으로 아래와 같다.

(1) 성적피해체험으로 인한 PTSD

사건의 개요를 설명하고, 성적학대가 원인이 된 PTSD에 대해 CRCT의 조정을 실시한다.

A는 특정 위법 행위를 반복하는 장애를 가지고, PTSD증상을 가지고 있다. 어릴 적에 아침에 눈을 뜨고 부친을 확인하고, 손을 잡고 이동하여, 폐쇄 공간에 가서 접촉이 많은 성적행위를 부친으로부터 계속 받았다.

특정위법행위에 대한 치료를 먼저 마치고, 그 후 PTSD에 대처했다. 유사를 실시할 때 우선, 아침에 눈을 떠서 폐쇄공간으로 이동할 때까지의 장면의 변화를, 시간 경과 순서대로 5~10장의 그림을 준비했다. 묘사문이 아니라 그림을 준비한 것은, 좀 더 단기간에 많은 체험의 변화를 완성시키기 위해서이며, 마지막에는 20종류의 연속된 그림을 준비했다. 이것을 만들 때도 A는 강한 반응을 보였다.

그 후 그 그림에 대해, 피해자와 가해자의 관계에서 선천적 반사가 연속되는 부분에는 아래와 같이 조정을 했다.

일상생활에서 이성과 신체를 접촉하는 것은 본능행동인 생식을 관장하는 반사 연쇄의 작동으로 이루어진다. 이성을 보는 것은, 그 이성이 그 장면의 일부이기도 하며, 혹은 어느 이성을 확인하고 난 뒤에 다른 특별한 관계의 이성과 생식행동을 하게 되더라도, 특별한 관계의 이성은 그것을 변별하게 하는 후천적 자극이다. 즉, 부친의 모습을 보고 받는 시각자극은, 후천적 자극이다. 따라서 피해자인 환자와 가해자의 부친 사이의 선천적 반사가 강하게 관여하는 행동은, A가 부친을 보는 시점이 아니라, 손을 잡는 것부터 시작된다.

가해자인 부친 입장에서도 아마도 그것이 성적행동의 시작일 것이다. 이를 또 다르게 이해한다면, 손을 잡는 것은 부모와 자식의 통상적인 접촉이지만, 그런 이해 가운데에서도, 자녀가 부모로부터 받는 보호라는 본능행동이며, 선천적인 반사가 강하게 관여한다. 어쨌든 간에 손을 잡는 현상은 선천적 반사가 연속되는 부분의 반사 연쇄로 파악하여야 한다.

따라서 손을 잡는 것을 그대로 재현하면, 그 후에 생리적 보상이 없도록 설정을 해도 임상적으로는 억제가 되지 못한다. 손을 잡는다는 현실을 비틀어, 유사에 이용하는 그림에 있어서 손을 잡지 않도록 조정했다.

또 통상적인 유사는 일련의 행동을 최종까지 재현시킨다. 그러나 A에 대한 유사에서는, 주어지는 자극을 적게 하도록 존중하고, 또 그 자극의 작업을 쉽게 하도록 하기 위해, 한 장의 그림을 보는 시간을 5초 정도로 하고, 그 사건을 구성하는 일련의 5~10장의 그림을 일상생활 부분에서 연속적으로 보게 함으로써, 하나의 사건을 재현했다. 이것을 20가지 모두를 반복했다.

유사를 시작했을 때는, 강한 반응을 보였고, 몇 분간 해리증상을 보였지만, 서서히 반응이 억제되었다.

상상에 있어서 조정은, 부친과 이동할 때, 실제로는 손을 잡았지만, 상상에서는 손을 잡지 않고 걸어가는 것을 재현시켰다. 또 폐쇄공간에 들어가는 것은 상상시켰지만, 그 후의 행동을 비틀어서, 바로 나와서 돌아와, 일상생활로 되돌아가는 상상을 반복시켰다.

상상을 시작했을 때는 부친의 얼굴이 선명하게 보이고, 자율신경영역과 기분에서 강한 반응을 보였다. 그러나 상상을 반복하면서, 부친의 얼굴은 서서히 희미해지고, 마지막에는 보이지 않게 되고, 자율신경 영역과 기분의 반응도 크게 줄었다.

(2) 폭력적 피해 체험으로 인한 PTSD

B는 특정위법행위를 반복하는 장애와 함께 PTSD 증상을 보였다. B는 어릴 적에 계모로부터 반복적으로 폭력을 받았고, 또 의식주에 있어서 열악한 대우를 받았으며, 종종 부친으로부터 폭력을 받았다.

계모는 머리가 길고 키가 큰 여자였기 때문에, 비슷한 여성을 보면 긴장하고 불쾌한 기분이 들고, 초조해하고 쉽게 화를 내는 증상을 보였다.

B에 대하여 반복되는 특정위법행위에 대한 유사와 상상을 마치고, 그 후 PTSD에 초점을 맞추어 아래와 같이 진행했다.

B는 BE 적어내기를 800~1,200자로 100가지를 마무리하고, 그 가운데 계모로 받은 학대를 27가지 선택했다. 그 가운데서 18가지를 뽑아 조정을 했다. 다른 9가지는 계모로부터의 폭력이 장시간에 걸쳐 계속된 것으로, 선천적 반사의 연속이 그 사건의 거의 모두였기 때문에 조정을 하지 않고, 재현시키는 대상에서 제외시켰다.

변경한 것 중 하나는, 아침에 눈을 뜨고, 배가 고파 견디지를 못해 B와 형이 통조림을 훔치다가 가게에서 붙잡혔다. 계모가 강제로 집으로 끌고 와, 둘이서 계모로부터 심한 폭력을 당했고, 그 후 귀가한 부친이 훔친 통조림을 두 명에게 던져서 형의 머리에 맞아, 피가 흘러 옷깃에 튀고 그것을 B가 눈앞에서 보게 되었다.

이에 대하여 필자는, 기상하고, 계모에게 집으로 끌려온 것까지는 적은 그대로 했다. 그 후의 경과에 조정을 하여, 부친이 귀가하고, 훔치는 행동을 해서는 안 된다는 것을 말로 교육받는 것으로 바꾸었다. 물리적 접촉과 피가 흐르는 것은 선천적 반사가 강하다고 생각하여, 재현시키는 것에서 삭제했다.

이처럼 선천적 반사가 연속된다고 생각하는 부분을 삭제하는 조정을 다른 것에도 추가하여, 반복시킴으로써, 현재는 계모를 떠올려도 반응은 약하고, 기분은 약간 불쾌해질 뿐이며, 머리가 길고 키가 큰 여성을 보아도 반응이 생겨나지 않게 되었다.

4. 유지 단계

1) 유지 단계에 도달했을 무렵의 상태

이 단계가 되면, 중독 행동을 촉진하는 제 1신호계의 반사 연쇄는, 제 2신호계 반사망(사고)으로써 조절 가능한 상태이다. 어떤 자극을 받아 욕구가 생겨도, 그동안 훈련 받은 KWA로 이길 수가 있다.

2) 방치된 조건반사의 재현

더 이상 욕구가 생기지 않아, CRCT를 그만해도 좋다는 환자도 있지만, 오랫동안 잠든 신경 활동은 원래대로 돌아갈 수가 있다. 중독 혹은 문제 행동을 관장하는 반사 연쇄는 CRCT로 우선 약해져도, 방치하면 서서히 부활한다. KWA를 오랫동안 하지 않으면 겨우 만든 브레이크

기능을 하도록 단련된 신경 활동에 녹이 슨다.

3) 유지 작업

KWA는 1일 5회 이상, 유사 작업은 1일 2회 이상, 상상 작업 1일 2회 이상 계속 하도록 한다. 종종 작문을 반복적으로 읽는다.

5. 각단계의 조합 (그림 3)

CRCT는 기본적으로 1단계의 부적 자극(KWA 반복) 단계를 거쳐 유

CRCT 작업 기록표 4단계 : 유지 단계

목표: 메트암페타민　　　2023 년 1 월 이름: ○○○

날짜	KWA	유사	상상	비고
1/8	✓	✓	✓	
1/9	✓	✓	✓	
1/10	✓		✓	
1/11	✓		✓	
1/12	✓	✓	✓	내원일
1/13	✓		✓	
1/14	✓		✓	
1/15	✓		✓	
1/16	✓		✓	
1/17	✓			
1/18	✓		✓	
1/19	✓			

사, 상상, 유지 단계로 이어진다. 물질남용이나 병적 도박 등은 이런 치료단계로 진행한다.

그러나 일부의 성범죄, 스토킹 등은 유사 단계를 준비하는 것이 어려워, KWA 반복에서 상상 단계로 넘어간다.

강박행위 등은 KWA 후에 20분간은 강박행동을 하지 않도록 지도한다. 이를 반복함으로써, 강박행위 자체가 줄어든다. 제 1단계만을 실시하여, 하루에 KWA를 20회에서 서서히 줄여, 5회 정도 되었을 때 유지 단계로 들어간다.

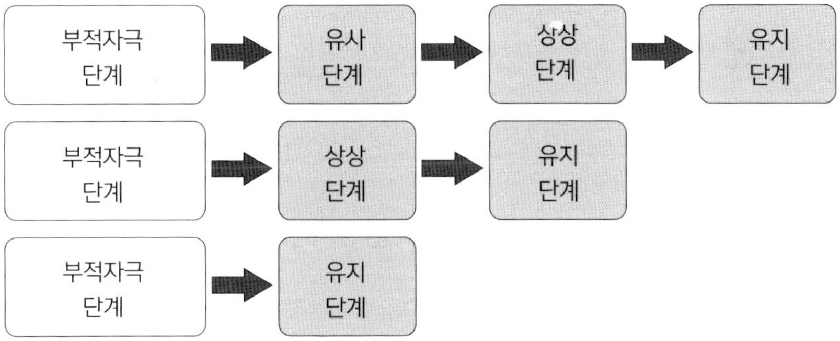

그림 3 치료단계의 조합

제 3 장

그 외의 의존 및 증상에 대한 CRCT

시작하며

지금까지는 주로 약물남용에 대하여 적용방법을 설명했다. CRCT는 2006년에 메트암페타민 남용으로 입원한 환자를 대상으로 시작되었다. 그 후 2011년부터 그 적용을 조금씩 넓혀 나갔다. 반응성 우울증, 공황장애, 성기호장애, 강박행동, 병적도박, 과식 등에 시도되었다.

1. 강빅행동

확인강박, 결벽증 등에 대해서는, 통상 1단계만으로도 증상이 상당히 경감된다. 1단계에서 바로 유지 단계로 이행한다. 다른 치료로 효과를 볼 수 없었던 사례도, 어느 정도 효과를 볼 수 있었다.

강박장애의 경향으로써, KWA를 매일 정확히 20회를 실행할 때가 많고, 어느 정도 증상이 개선되면, KWA의 하루 횟수를 조금씩 줄여가서, 유지 단계로 들어간다. 카운슬링, 외래에서 하루 15회 정도로 하고 그 후 10회, 5회로 점차 줄여서 유지 단계로 이행한다.

치료 상 중요한 점은, 생활에 큰 지장이 없는 증상은 그대로 두어서, 완전히 강박 증상을 없애려 하여, 치료자 자신이 강박적으로 되지 않는 것이다. 어느 정도의 증상은 오히려 악화를 막는 백신으로서 남겨 두는 것이 좋다.

또 반복 확인 행동, 손 씻기 등의 행동은 CRCT로 가능하다. 그러나 강박관념은 그것을 목표로 직접적으로 억제하려고 하면 오히려 악화시킨다. 강박관념은 어느 정도 있는 가운데 우선 생활상의 눈앞의 과제를 처리하는 방법을 취한다. 그렇게 함으로써 증상은 남아있더라도, 생활의 질을 향상시킬 수 있어 서서히 강박관념과 적당한 거리를 두게 된다. 이처럼 강박관념은, 증상과 잘 타협하려고 하는 모리다 요법을 병용하는 것이 효과적이다.

반복된 약물남용과 강박장애는 완전히 다른 것으로 보인다. 그러나 어떤 상황 하에서 힘든 행동과 증상이 반복되어, 생각처럼 조절할 수 없는 점은 공통적이다. 강박장애와 함께 발모광, 병적도박, 도벽, 섭식장애, 자해행위 등을 OCSD(Obsessive Compulsive Spectrum Disorder)로 보고 SSRI 등 강박장애에 준한 약물치료가 효과가 있다. 병이 생기는 메커니즘에 동일성이 있다고 보는 점은 CRCT만이 아니라 약리작용도 마찬가지다. 따라서 CRCT가 효과가 있는 것은 이상한 것이 아니다. 원래 DSM-5에서 병적도박은 '**비물질 관련 장애**'에, 섭식장애는 '**급식과 섭식장애**'에, 도벽은 '**파괴적 충동제어와 품행장애**'에 들어 있다.

2. 도박

도박은 사다리게임, 바카라, 파워볼, 경마, 룰렛, 사설 스포츠 토토 등 인터넷을 통한 개인 도박 사이트가 많은 편이며 컴퓨터와 노트북, 스마트 폰 또는 스마트 기기로도 할 수 있게 되는 등 다양한 수단을 이용하여 도박을 할 수 있게 되었다.

도박의 CRCT는 켜지지 않는 노트북으로 실제 사이트에 들어가서

배팅하고 게임을 진행하는 것처럼 하며 행동을 반복한다. 스마트 폰이나 기기로 하는 CRCT도 방전되어 전혀 켜지지 않는 상황에서 실제로 도박을 하는 것처럼 반복한다.

도박장에서 바카라를 해 왔던 경우에는 바카라 매트를 활용하여 진행한다. 바카라를 진행할 때 실제로 게임을 하는 것처럼 카드를 받고 결과는 나오지만 칩은 걸지 않음으로써 생리적 보상을 주지 않는 행동을 반복한다.

경마의 경우, 경마 신문이나 경주마가 달리는 DVD 등 영상을 유사단계에서 사용한다. 또 마권을 어떻게 구입하는지도 중요하다. 경마장에서 사는지, 휴대폰이나 ATM을 사용하는지 등을 물어보고, 각각의 상황에 맞게 유사 작업을 만든다.

이처럼 유사 단계에서는 주로 어떤 것을 사용했는지도 중요하다. 컴퓨터 또는 노트북인지, 스마트 기기인지 등을 물어보고 상황에 맞게 유사 작업을 만든다.

실제 환자가 도박 유사 도중 꺼진 스마트 폰을 한참 바라보았는데, 당시 눈앞에 게임 화면이 있는 것처럼 느껴지고 구별이 되지 않아 보게 되었다고 하였다.

3. PTSD

1단계의 키워드는 '**나는 지금 위험하지 않다**', '**나는 지금 괜찮다**'가 된다. 처음에 KWA는 트라우마 기억의 플래시백이나 불안, 긴장, 우울한 기분이 출현하기 쉬운 상황을 만들지 않는다. 환자가 안정할 수 있는 장소에서만 실시한다.

동시에 좋은 추억이나, 기분이 좋아지는 수작업, 마음에 드는 아로마 향기, 무심코 웃게 만드는 동영상, 매우 좋아하는 마스코트 등을 환자에게 '**편안해 지는 것**'을 물어본다. 그리고 하루 몇 회 KWA 후에, 이러한 '**편안한 것**'과 함께하는 시간을 의식적으로 만든다.

일상생활에서 플래시백이나 공포감이 줄어들면, 증상이 생기기 쉬운 상황에서도 KWA를 실시하게 한다.

이후 반응이 상당히 개선되면, 상상 단계로 들어간다. 싫어하는 에피소드를 연상케 하는 사람이나 상황을 떠올리는 작업이다. 그러나 그동안 일상생활이 문제없이 보낼 수 있거나, 환자가 상상 작업을 원하지 않을 때는, 그대로 유지 단계(이때는 KWA를 하루 5회 정도 하고 '**편안해지는**' 시간을 가짐)로 이행하는 것도 하나의 선택이다.

4. 리스트컷

스트레스로 간혹 긋는 경우에는, CRCT는 효율성이 떨어지는 치료다. 오히려 감정을 깨닫고, 상황을 인지하고, 대체행동을 검토하는 인지행동요법적인 접근으로 충분하다. 그러나 빈번히 긋는 경우, 분명한 계기도 없는데 긋는 경우 카운슬링이나 인지행동요법적 접근에 변화가 없는 경우 CRCT가 효과적이다.

유사 단계는 칼날이 없는 칼을 사용한다.

상상 단계는, 자해행위를 하던 것을 상상하는 것이 아니라, 자해의 계기가 되는 분노나 긴장감, 불안감이 출현하는 상황부터 떠올리게 한다. 또 리스트컷의 상상에서, 유사와 같이 잘라도 피가 나오지 않는 현상을 상상한다.

유사나 상상 작업에 들어가기 전에, 환자에게 편한 것, 안정될 수 있는 것, 음악, 아로마, 즐거운 추억 등을 적게 하고, KWA 후에 종종, 듣거나, 만지거나, 떠올리는 작업을 반복함으로써 치료가 원활히 쉽게 진행된다.

5. 도벽

1단계는 같다. 1단계 중에 혼자서 쇼핑하러 가는 것은 금지한다. 그러나 어쩔 수 없이 가야할 때, 주의사항은 '**가게에 들어가자 말자 쇼핑 카트를 손에 쥘 것**', '**손가방을 들지 말 것**', '**에코백이나 손수건 등으로 포켓을 가득 채울 것**', '**점퍼나 코트는 소매단추나 지퍼를 채우고, 열어두지 말 것**', '**쇼핑 목록을 만들어, 그 이외의 것은 사지 말 것**', '**세일을 하더라도, 집에 있는 것은 사지 말 것**' 등을 지도한다.

2단계는 단독으로 쇼핑을 시작하지만, 1단계 때 지도한 주의사항을 지키도록 한다. 쇼핑 때 동반자가 있을 경우, 계산대 근처에서 기다리며, 혼자서 가게를 돌아보는 시간을 가지게 할 수 있다. 입원치료에서는 상품을 진열한 방을 만들어, 그 곳에서 환자가 에코백에 상품을 넣은 뒤에 직원이 회수하는 '**유사 들치기 작업**'을 반복하는 방법도 있다.

제3단계 상상 작업에서는, 제2단계에 들어가기 전에 작성해둔 '**종종 도벽을 하던 때의 하루**'처럼, 종종 도벽을 하던 때의 일상에 관하여 아침에 일어났을 때부터 떠올리는 작업을 한다. 일상생활을 하면서 가게로 들어가 물건을 훔치는 것을 떠올리지만, 「가게를 나와 보니 틀림없이 훔친 것이 사라졌다」, 「집에 돌아와 가방을 열어보니 훔친 물건이 사라졌다」와 같은 「헛스윙」을 한다. 사전에 상상 작업용 작문을 써두고, 처음에는, 그것을 읽고 상상 작업을 해두는 것도 가능하다.

앞서 우리는 알코올도 약물도 슬롯머신도 자연계에는 존재하지 않는 것이다. 이들을 중단할 수 없게 되는 것은, 제1신호계의 후천적 반사 연쇄가 강력해졌기 때문임을 배웠다.

이에 반해, 성적 일탈 행위나, 물건을 손에 넣는 행동에는, 본능적 행동이 관련되어 있다. 이 때문에, 상상 작업에 있어서, 물질 사용 장애와는 다른 방식을 취한다.

병적 도벽을 반복한 전형적인 하루를 돌아보며 상상 작업을 하지만, 상상의 마지막에는, 물품을 획득하는 것을 실패하는 것으로 마무리 짓는다.

상상은, 머릿속에서, 폭넓고, 자유롭게 달려 나가기 쉽기 때문에, 사전에 상상용 작문을 만들어 두는 것이 좋다. 그 예를 아래에 제시한다.

[예시]

새벽 5시에 일어나는데, 남편은 아침 일찍 일하러 나가기 때문에, 거의 동시에 일어난다. 남편이 화장실에 있는 동안, 급하게 세면대에서 얼굴을 씻는다. 스킨로션을 바르고, 선크림을 바른다. 손도 씻는다.

부엌에 가면, 전날 밤에 타이머를 작동시켜 둔 밥솥에서 밥이 되어가는 냄새가 난다. 밥솥 뚜껑을 열고, 밥을 뒤섞는다. 어제 남은 음식을 냉장고에서 꺼내어, 전자레인지에 새로 데운다. 가스 불로 작은 냄비에 들어있는 된장찌개를 데우기 시작한다.

물을 끓여 야채를 데치고, 나물을 무치는 동안에, 생선 굽는 그릴로 꽁치를 굽는다. 무를 냉장고에서 꺼내어, 무를 갈 준비를 한다.

식탁 위에 쟁반이나 젓가락 등을 두고 있으면, 남편이 면도하는 소리가 들린다. 김치, 콩나물, 나물 등을 식탁 위에 올린다. 달걀도 굽는다.

남편이 식탁에 앉고 TV를 켠다. 뉴스를 들어가며 남편을 위해 밥과 된장국을 그릇에 담는다. 달걀 프라이도 식탁에 올린다.

남편이 식사를 시작하면, 나는 도시락에 밥과 반찬, 미니 토마토, 달걀 프라이 등을 담는다. 또 아스파라거스와 베이컨을 볶아서, 도시락에 담는다.

남편이 양치질을 시작하면, 나는 식사를 한다.

남편이 나갈 때 한 가지를 부탁한다. 시아버지가 미수(88세)를 맞이하기 때문에 축하를 위해 음식점을 예약하도록 부탁한다. 시누이도 올 것이다. 어떤 코스로 예약하면 좋을지, 어차피 시부모는 많이 드시지 않을 것이지만, 시누이는 어느 정도 코스가 아니면 싫어할 것으로 생각하면서 세탁을 시작한다.

세탁기를 돌리며 청소를 한다. 가끔씩 폰을 본다. 연말연시를 어떻게 보낼까, 자녀들에게 카톡을 보내지만 답이 없다.

세탁물을 베란다에 말리고 외출할 준비를 한다.

혼자 계시는 친정 모친에게 간다. 모친은 젊었을 때부터 잔소리가 많다. 동생 내외도 시내에 살고 있지만, 모친과 병원에 가는 것은 늘 나 뿐이다. 주차장에서 차를 몰고, 모친의 집으로 갔다.

모친의 집에서 요리를 하기 위해 식재료를 사려고, 슈퍼 주차장에 차를 주차한다.

슈퍼에 들어가, 우선 야채 가게에서 인삼, 양파, 국거리, 버섯을 바구니에 담는다. 생선 가게에서, 조림 가자미를 바구니에 담는다. 식육점에서, 닭가슴살 팩을 바구니에 넣었다. 국산 소고기 팩이 눈에 띄었다. 나는 소고기 팩만을 직접 장바구니에 넣었다.

그 후, 우유를 바구니에 넣고 계산대로 갔다. 바구니 속의 물건 계산을 마치고, 장바구니에 넣고 주차장으로 갔다. 장바구니 속을 보니 돈을 주고 산 닭고기, 야채, 우유는 있었지만 한우 고기는 사라졌다.

이처럼 도벽에 실패하는 상상 작업을 설정하고, 생리적 보상은 생기지 않도록 한다.

6. 성범죄

도촬, 노출, 치한 등의 성범죄에 CRCT를 적용한다. 일반적으로 생식 행위와 성적 행동은, 선천적 반사 연쇄가 주된 흐름이지만, 복잡한 인간 사회에 있어서 성적 행동을 촉진하는 신경 활동에는, 생후의 환경에서 성립된 후천적 반사 연쇄가 많이 포함되어있다.

1단계는 마찬가지로 진행된다. 1단계 작업표에는 KWA 횟수 기록 외에 가능하면 자위 행위 때 문제가 되는 성적기호(노출이나 치한 행위 등)의 공상을 하거나, '**그 이외의 공상**'을 하는지를 확인하는 란을 추가하여 기입하게 한다. 그리고 가능한 '**그 이외의 공상**'을 하도록 지도한다. 성범죄로 오는 경우는, 경찰의 조사, 재판, 해고, 신용불량 등이 많고, '**다시는 이런 짓을 하고 싶지 않다**'라고 생각한다. 그러나 한 편 마음 한구석에 '**이런 생각을 하는 것이 반복되지 않을까**' 불안해 하는 기분을 가진다. 그것은 문제가 된 성적기호로 성적 흥분을 얻은 것을 본인이 가장 잘 알고 있기 때문이다. '**인간으로서의 당신과는 완전히 별개다**', '**당신의 문제는 동물적인 뇌에 정착된 것이다**', '**인간으로서의 당신이, 당신 뇌의 동물적인 일부를 가르쳐야 한다. 도와주겠다**'라고 설명하고, 치료 경과 중에 생기는 문제나 충동에 대하여 있는 그대로 말하도록 격려함으로써, 치료동기를 높일 수 있다.

또 정해진 상황에서 나오는 성적 문제 행동(지하철 치한행위, 에스컬레이터에서의 도촬 등)을 가진 경우, 1단계는 그 상황을 피하도록 한다. 지하철 치한의 경우, 가능한 버스나 자전거 등 다른 수단을 이용하거나, 그것이 무리이면 타는 차량이나 시간대를 바꾸도록 한다.

인터넷에서 성인 사이트 접근도 금지시킨다. 성인 사이트에 들어가면, 문제가 되는 환자의 성적기호 화면을 보지 않으려 해도, 그런 영상이 너무나 많기 때문이다. 문제가 되는 성적기호를 다루지 않는 DVD나 잡지를 권장한다.

2단계는 약물이나 알코올 문제처럼 유사 작업은 대부분 그대로 하지 않고, 연구가 필요하다. 위험성이 있는 상황 동영상을 보고, 욕구나 신체 반응을 기록하게 한다. 환자의 문제에 따른, 지하철 안에 서있는 여성, 혼자 걸어가는 여성, 에스컬레이터 여성의 동영상이다. 지하철 치한의 경우 이 단계에서는, 지하철 타는 것을 허가하고 작업표에 탄 날짜를 기입하고 욕구도 확인한다.

속옷이나 수영복 절도는 치료 장면에서 그것을 손에 잡도록 하고, 신체 반응, 욕구에 관하여 확인하는 작업을 반복한다. 이 작업 직후에는 자위행위를 금지시킨다.

3단계 상상 작업은 위험성이 있는 상황 속에서 '**다른 행동**'을 하는 상상을 패턴을 바꾸어가며 반복한다. '**다른 행동**'은 사전에 논의해둔다. 예를 들어 '**출근 도중에 지하철에서 미니스커트를 입은 여성을 보았지만, 등을 돌리고 광고를 보았다**'라는 식이다.

환자 중에는 사정 장애 때문에 사정에 이르지 못함에도 불구하고, 성적 문제 행동을 반복하는 경우도 있다. 이것으로 선천석 반사 연쇄가 주된 흐름인 성행동은, 행동이 완료되지 않고, 중간까지의 행동만으로도 생리적 보상이 생긴다는 것을 추측할 수 있다. 이 때문에 통상 상상 작업은 후천적 반사 연쇄가 주된 흐름으로 생기는 약물남용에 대한 것처럼, 약물을 입수하고 남용하여 쾌감을 얻기까지를 상상하여, 실제로 약물이 체내에 들어오지 않음으로써 자극에 대한 반사를 줄이는 '**상상과는 다른 것**'이 된다.

제3단계 상상 작업에서는 제2단계 들어가기 전에 작성했던 종종 성범죄를 실행하던 무렵의 하루처럼, 그 무렵의 일상에 관하여 아침에 일어났을 때부터 기억을 떠올리는 작업을 한다. 그리고 종종 하듯 치안이나 도촬, 노출 등의 성적 일탈 행위를 하려고 해도 잘 되지 않고, 실패하는 상상을 한다. 현실적이지는 않지만, 「지하철에서 눈앞의 여성에게 접촉하니, 은빛, 금속, 곰이 되었다」, 「길 가다가 젊은 여성에게, 노출 시키려고 바지의 지퍼를 내리니, 여성이 아니라, 전신주였다」, 「에스컬레이터에서 앞에 서 있는 여성의 치마 밑으로 스마트폰을 이용하여 동영상을 촬영했다. 그 후, 동영상을 확인해보니, 화면은 완전히 검게 나와 아무것도 찍히지 않았다」라는 작문을 사전에 만들어 두고, 상상 작업 때 이용한다.

성적 일탈 행동(생식 행위의 주된 흐름)도 도벽(음식물 등을 획득해 와서 보존)도 본능 행동과 관계가 있다. 이 때문에 통상, 상상 작업은, 후천적 반사 연쇄가 주된 흐름이 되어 생기는 약물 남용과는 다르다. 약물이라면「약물을 입수하고 섭취하여 쾌감을 얻는다」까지 상상한다. 약물의 경우는 그렇게 상상해도, 실제로는 약물이 체내에 들어가지 않기 때문에 생리적 보상과 같은 효과는 생기지 않는다. 자극에 대하여 반사를 억제하는 작용이 생긴다.

성적 행동의 경우에는, 최종 행동에 이르지 않더라도, 즉, 생리적 보상이 생기지 않더라도, 최종 부분의 행동은 선천적 반사가 계속된다. 그런 선천적 반사를 재현하여 마치게 되면 강한 반응이 생기는 것이 되기 때문에, 정신이나 신체에 생기는 변화는 억제되지 않고, 일탈행동을 만드는 반사는 억제되지 않는다. 성적 행동을 치료하기 위하여 재현하는 경우는, 선천적 반사가 계속되는 부분에 들어가기 전에 혹은 선천적 반사가 계속 되더라도 그 후에 실패한다는 현상의 자극을 제1신호계에 명확하게 전달하고, 끝내지 않으면 안 된다.

7. 과식 및 기타

과식은 먹고 토하는 행동이나 상식을 벗어난 양의 간식이나 야식의 습관을 목표로 효과를 볼 수 있다. KWA 후 20분은 과식만이 아니라,

섭식 행위 자체를 하지 않는 시간으로 한다. 따라서 식사 전후에 KWA는 할 수 없다. 물을 먹고 음식을 토하는 경우, KWA 후 20분간은 수분 섭취를 하지 않도록 한다. 가능하면 식사 기록을 하게 한다.

한편 간식은 하지 않더라도 한 번의 식사량이 많아, 결과적으로 과식하는 타입은 좀 곤란하다. 공복에서 식사 섭취에 이르는 반사 연쇄는 누구라도 필요하고 자연스럽지만, 문제는 필요량을 초과한 섭취로 이런 타입의 과식을 지지하는 반사 연쇄가 필요하고 자연스러운 식사섭취를 관장하는 반사 연쇄와 끊어짐 없이 이어져서 제어를 어렵게 한다.

섭식장애에 도벽, 알코올 의존이 합병되거나, 동시에 복수의 문제를 다루지 않으면 안 될 때도 종종 있다.

그 외 스토커, 반복적으로 피부를 긁는 것, 발모광 등에도 응용된다.

제 4 장

다른 기법과 병용

시작하며—생활방식의 문제

종종 사회적 역할, 직업, 가정, 친구, 적당한 취미를 가지면서도, 곤혹스러운 행동의 반복으로 고민하는 경우가 있다. 이런 문제는 CRCT만으로 제어가 가능하다.

그러나 약물남용이나 과다한 음주, 그 외의 문제 행동을 반복하는 사람들 중에는, 문제 행동이 외에도 살아가는 방식이 서툰 사람도 많다. 인간관계가 좋지 못하거나, 규칙적인 취학, 취업이 되지 않는다.

이런 경우 문제 행동의 반복이 시작되기 전인 경우도 있고 시작된 뒤의 경우도 있다.

생활방식이 서툰 사람은, CRCT만으로는 불충분하다. 그런 경우 생활방식훈련을 받을 필요가 있다. 일상의 여러 가지 일을 처리하는 힘, 인간관계를 잘 가지는 힘, 일을 계속하는 힘, 여러 가지 문제를 대처하는 힘을 갖도록 훈련 받지 않으면 안 된다.

예를 들어 10대 때부터 약물 남용을 반복하여, 청년기 과제도 대인관계훈련도 제대로 받지 못한 경우, 세 2신호계도 매우 취약하다. 이런 경우 생활 속에서 통상적인 일조차 스트레스가 된다. 예를 들어 CRCT로 일단 욕구를 억제하고, 문제 행동을 하지 않더라도, 스트레스를 받으면 욕구가 생기고, 문제 행동이 일어나기 쉽게 된다.

스트레스를 받으면, 동물적 신경계인 제 1신호계는 활동을 개시하고, 생존 방향으로 움직인다. 즉, 생리적 보상을 획득하는 방향으로 간다. 이때 과거에 빈번하게 생리적 보상을 획득했던 신경 활동이 반응하기 쉽고, 과거의 문제 행동이 재현된다. 왜냐하면 그 문제 행동은 생리적 보상으로 정착된 반사 연쇄가 작동함으로써 생기기 때문이다.

또 욕구가 강하지 않은 데도, 자포자기하거나, 될 대로 되라는 식으로 기분이 되거나, 누군가의 핑계를 댈 때, 약물남용이나 과음, 그 외의 문제 행동이 다시 생기기도 한다.

따라서 CRCT로 제 1신호계가 어느 정도 제어가 가능해지면, 제 2신호계를 성장시키는 노력을 해야 한다. 거꾸로 말하면, 제 1신호계가 어느 정도 제어 가능해지면, 안정된 제 2신호계를 단련시켜야 한다.

이어서 병용하는 다른 요법, 지원에 관하여, CRCT와 서로 유효성을 높이는 것에 관하여 말한다.

1. 약물요법

약물 남용으로 심한 환각 망상 상태인 경우, 향정신병 약의 투여로 정신병 상태를 개선시키지 않으면, 다른 치료를 시작할 수 없고, CRCT도 예외가 아니다.

불안이나 불면을 호소할 때 사용하는 항불안제나, 수면제도 의존성이 낮은 것을 선택해야 한다.

약물요법은 뇌 중추신경전달물질의 대사에 직접 영향을 미친다. 예를 들어 수면제 중 벤조디아제핀 계열, 바비튜레이트 계열은 주로 각성 중추인 뇌간부 망상체(RETICULAR SYSTEM)에 대한 감각 자극의 작용을 제어한다. 그러나 어떤 약물치료도, 그것이 부여되는 환경(의사의 말 등)에 좌우되며, 그것이 눈에 보이지 않는 플라세보 효과이다. 이것은 약물요법의 순수한 작용이 뇌간부에서도 시작되는 Bottom up 효과라면, 대뇌피질, 대뇌변연계에서 확산되는 Top down 효과라고 부른다.

2. 정신치료, 카운슬링

CRCT를 도입할 때 실시하는 설명, 계속되는 개입에는, 효과적인 정신치료의 에센스가 들어있다.

환자는 약물남용, 곤혹스런 성적기호 등으로, 지금까지 중단하려 했어도 실패했거나, 주위로부터 실망이나 깔보는 감정을 많이 가지고 있고, 자기 평가도 낮고, 자살사고를 가진 경우도 많다.

이런 사람들로부터 그간의 경과를 경청하고 '**당신이 진정으로 끊으려 했다는 것을 잘 알 수 있다**', '**아무리 끊으려고 해도 되지 않는 곤혹스러운 습관은, 당신의 동물적인 뇌가 강하게 관여하여, 난폭하게 당신의 인간적인 뇌를 이겼기 때문이다**', '**당신의 인간적인 뇌가 동물적인 뇌를 이기기 위하여 함께 노력하자**'라는 식으로 '**질병의 메커니즘**'을 설명하고, 치료를 권유한다. 즉, 우선은 환자의 인간적인 뇌에 대하여 신뢰를 보낸다. 또 중독에 이른 욕구, 갈망의 관하여 외재화시키고, 환자와 치료자가 협력하여 문제를 처리하는 모양새를 갖춘다. 또 동물적인 뇌가 어느 정도 안정되면 어떤 생활을 보낼 것인가라는 회복의 희망도 논의한다. 쉽게 원래의 문제 행동으로 돌아가지 않도록 생활방식을 바꾸어야만 한다.

이처럼 CRCT를 진행하는 가운데 정신 치료적 관여가 포함되어 있지만, 매우 힘든 생활의 어려움에 대하여 카운슬링을 희망할 경우, 또 본인은 적극적으로 희망하지 않더라도 필요하다고 생각될 때는, CRCT로 어느 정도 문제 행동을 관장하는 반사 연쇄가 줄어들면, CRCT의 유지 단계에 들어가지 않더라도 카운슬링 도입은 가능하다. 한 명의 치료자가 CRCT와 카운슬링 둘 다 담당해도 좋고, 예를 들어 의사나 간호사, 작업치료사가 CRCT를 지도하고, 임상심리사가 카운슬링을 담당하는 것도 좋다.

3. 자조그룹

이는 CRCT 이외의 많은 치료법과 마찬가지로 제 2신호계의 신호계를 작동하는 사고에 관여한다. '**자신의 문제를 마주한다**', '**타인의 기분을 생각한다**'라는 효과가 있다. 또 회복시설의 효과는 '**만남의 장이 있고 동료가 있다**', '**회복한 사람들을 볼 수 있다**', '**갈망이 생기더라도 어떻게든 그룹에 나와서 하루를 보낼 수 있다**'라는 것이 중요하다.

한편, 예를 들어 남용 약물에 관하여 그룹에서 듣거나 대화를 하더라도, 그룹 도중에는 절대 약물을 남용하지 않는 시간이 보장되기 때문에, 자극을 받더라도 생리적 보상이 없는 것이 반복된다. DARC(Drug Addiction Rehabilitation Center: 민간 약물 중독 재활 센터) 등의 회복지원시설에서 실시하고 있는 1일 3회의 그룹 활동은 이러한 반복을 채워주는 것이다. 즉, 자조그룹은 제 1신호계의 문제 행동을 관장하는 반사 연쇄를 줄이는 효과도 있다.

4. 인지행동요법

인지행동요법으로 부르는 프로그램화된 대부분은, 행동 부분은 거의 다루지 않고 있지만, 행동을 언어로써 다루는 인지요법이다.

또 인지는 사고에 가까운 기능을 가리키는 것으로, 따라서 인간은 사고에 기초하여 행동한다는 이해를 바탕으로 한 치료법이다. 현실적으로 무의식적인 반사가 우세하여 행동이 진행되는데, 인간은 사고에 기초하여 행동한다는 이해는 잘못된 것이지만, 인지행동요법은 일정 효과가 있는 것도 사실이다.

인지행동요법의 좋은 점은, 잘못되었지만 '**인간은 사고를 바탕으로 행동한다**'라는 일반적인 이해를 따르기에, 전달하기 쉽고, 프로그램화하기 쉬우며, 환자가 스스로 조절하는 느낌을 가지게 된다.

그러나 이런 치료법은, 제 1신호계가 난폭해지면, 안정시킬 수 없다. CRCT로 어느 정도 문제 행동을 관장하는 반사 연쇄가 제어 가능해진 뒤에 도입하는 것이 효과적일 것이다.

5. 케어회의

이는 일본 홋카이도에 있는 Hotto Station에서는 '**응원회의**'로 부르기도 한다.

환자의 문제에 관계된 다 직종, 다 시설의 담당자가 모여 논의한다. 본인이나 가족도 참가한다. 과제나, 목표, 지원의 역할분담, 위기대책 등 본인의 희망을 중심으로 논의한다. 통상 정신건강사회복지사가 코디네이터 역을 감당할 때가 많지만, 다른 직종도 관계없다. 의료관찰법 사례는 사회복귀조정관이 코디네이터를 한다.

케어회의는 모두가 하는 것이 아니라, 많은 문제를 가진 사례, 불법 사례 등 소위 대처 곤란한 사례에 적용될 때가 많고, 그 외에는 예를 들어 취업에 초점을 맞춘 기간 한정 회의가 있다.

같은 불법 사례라도 성범죄일 경우, 지원자 측으로써 케어회의가 필요하다고 생각하더라도, 본인으로써는 재판에 준하는 고통이 동반될 때가 많아, 케어회의의 진행에 신중해야만 한다.

6. 취업 지원

1900년도 말까지는, 물질 사용 장애 환자에게 '**일하세요**'라고 말해서는 안 된다고 했다. '**계속 중단하는 것 자체가 일이다**'라는 풍조가 있었다. 확실히 직장보다 우선 물질 사용을 중단하는 것이 우선시하던 시대였다. 현재는 장애나 문제가 남아 있어도 취업이나 결혼 등의 희망을 포기하지 않는 회복 개념이 등장했다. 예를 들어, 물질 사용 장애가 문제 행동이 반복되더라도 취업을 지원한다. 그러나 사고의 제어를 넘어서 작동하는 반사 연쇄의 작동성이 충분히 저하되어 있지 않으면 위험하다. 스트레스를 받으면 생리적 보상을 획득하는 방향으로 작동하는 반사 연쇄가 부활하기 쉽기 때문이다. 폭주하는 반사 연쇄를 안정시킨 후, 단계적으로 취업을 지원하는 것이 위험성이 적다. 입원병동에서 CRCT를 할 때, 폐쇄적 환경이어서 안전하게 실시할 수 있지만, 지역이나 외래로 할 때는, 주간 활동이 어느 정도 확보되어 있지 않으면 그것도 위험성이 있다. 주간 활동 확보를 위해 낮병원이나 취업 활동 지원(예를 들어, 취업성공 패키지) 등을 이용하여 취업 준비를 느긋하게 시작하는 것도 한 방법이다.

7. 모리다 요법적 접근

오늘날의 모리다 요법은 눕거나 자극을 이용한 옛날 입원치료는 쇠퇴하고 외래면담으로 접근하는 것이 대부분이다. 기본적으로 지금 당장은 어떻게 할 수 없는 문제를 우선 제쳐두고, 건설적인 행동에 조금이라도 개입하는 입장이다. 행동이나 생활태도가 정상화되면, 불안이나 증상과 적절한 거리감을 유지하게 된다. 그러면 각자가 가진 욕망이나 목표가 점점 명확해지고, 증상의 유무와 무관하게 원래의 능력이나 생활방식을 되찾게 된다.

모리다 요법은 이런 치유성을 목표로 하며 증상의 경감을 직접적으로 다루진 않는다. 그러나 강박행동이나 공황발작(제 1신호계의 현상)이 매우 심한 상태 때는 건설적인 행동이나 생활태도의 의의를 아무리 설명(제 2신호계의 현상)을 해도 '**알지만…**'이라는 정체상태에 빠지는 것이 현실적으로 적지 않다.

이러한 상황에서 CRCT로 증상이나 행동이 적절히 제어되면, 모리다 치료가 행해질 가능성이 높아진다.

한편 물질 사용 장애 등이 CRCT로 개선되더라도, '**질병이 사라진 뒤**'의 허무감에 고민이 더 심해지는 경우도 있다. 이럴 때 적절한 생활방식을 제시하는 나침반으로써 모리다 치료가 활용된다.

그 외에 모리다 요법에서는 악순환을 차단하기 위하여 역설적인 지시를 할 때가 있다. CRCT로 상태가 개선되었을 때, 증상을 제거하는 데만 집중하는 악순환에 빠지지 않도록, 증상을 백신처럼 조금 남겨 두는 경우도 있다.

CRCT는 문제를 직접적으로 경감시키는 문제 지향형 접근이지만, 전형적인 해결 지향형인 모리다 요법과 함께함으로써, 양자가 서로 상호 보완하여 발전적인 회복이 기대된다.

8. 기타

곤혹스런 행동이 CRCT로 어느 정도 중지되더라도, 환자의 불안이나 고통이 변함없는 경우가 있다. 이런 상황을 피하기 위하여 방문간호, 그룹홈에서의 생활지원, 주간활동확보를 위한 낮병원이나 생활기능훈련, 음악요법이나 이완을 병용한다.

제 5 장

반복되는 범죄를 방지하기 위하여

1. 반복되는 비극

교도소 내에는 메트암페타민 단속법 위반의 재범자가 많다(**그림 4**).

복역을 하고도 출소하자마자 메트암페타민 남용을 재개하여, 다시 교도소로 돌아오는 것이 반복되고, 인생의 반을 교도소에서 생활하고, 메트암페타민을 사기 위해 매춘을 하는 여성, 아이 양육을 할 수 없는 모친, 메트암페타민 중심의 생활, 메트암페타민에 빠져 자살하

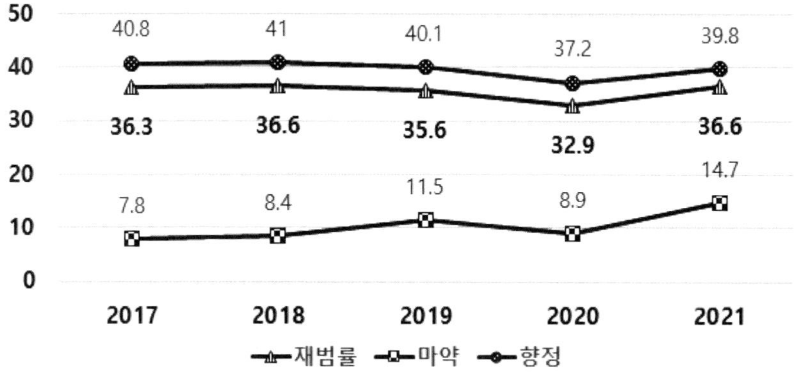

출처 : 2021년 마약류 범죄백서

그림 4 연도별 마약 관련 재범률

는 경우, 메트암페타민을 사기 위해 강도나 협박하는 경우, 반복적으로 메트암페타민을 사용하여 환각 망상 상태에서 살인을 하는 등 중대한 사건을 일으키는 비극 등이 반복된다.

메트암페타민 재범률은 지속되고 있고, 사회가 그들에게 대처하는 시스템 자체를 바꾸지 않으면 안 된다. 형법이 인간의 행동 원리에 기초하지 않으면 사회의 평안을 유지하는데 공헌할 수 없고, 재범을 막을 수 없다.

2. 왜 반복 되는가

생물은 약 38억 년 전에 출현하여, 그때부터 생물의 특성인 자기보존과 유전이 시작되었다. 생물로서의 인간의 역사 속에서 인간이 가진 제 1신호계의 원천은 이미 그때 시작되었다. 생물 탄생에서 오랜 시간을 거쳐, 다양하게 진화하고, 200만 년 전부터 300만 년 전에 인간의 선조가 두발로 걷기 시작했다. 그때부터 눈앞에서 양손을 사용하고 실패를 거듭하고, 그 후에는 성공하는 것을 확인하고, 이 작업에 대처하는 중추가 만들어졌다. 이 중추가 제 2신호계로써, 사고, 평가, 판단, 계획, 예측, 결단, 실행 등을 관장하게 되었다. 즉, 인간은 제 1신호계와 제 2신호계의 두 개의 중추를 갖게 되었다. 인간이 태어나 진화하고, 제 2신호계는 좀 더 고도로 복잡하게 발달하고, 15만 년 전에 현재의 인간인 호모사피엔스가 되었다. 현재도 중추는 두 개로 나누어져, 인간의 행동은 제 1신호계와 제 2신호계가 때로는 조화를 이루고, 때로는 무관계로, 때로는 어느 한 쪽이 우세한 행동을 만든다. 이는 약 200만 년에서 300만 년 사이에, 계속 반복되어져 왔다.

이처럼 인간의 행동제어 중추는 제 1신호계(동물적인 뇌)와 제 2신호계(인간적인 뇌)로 나누어졌다.

몇 번이나 반복적으로 메트암페타민을 남용하고, 메트암페타민에 대한 신경 활동이 강력하게 만들어진 사람은, 메트암페타민과 관련된 자극을 환경으로부터 받으면, 환각 망상이 없고, 사고가 명확하게 이성적인 판단을 할 수 있는 상태라도, 환각제 섭취행동이 제 1신호계의 반사 연쇄로 시작된다. 이 작동성은 제 2신호계보다 강하고, 이성이 행동을 제어할 수 없는 상태로 메트암페타민을 섭취하게 된다.

3. 현재의 형사 사법 체계의 문제

책임 능력은, 형법상의 책임을 지는 능력으로, 사물의 시비 및 선악을 분별하고, 그것에 따른 행동을 하는 능력을 말하며, 현재의 사법 정신의학의 사고방식은, 메트암페타민을 사용한 행동은 완전히 책임져야 한다고 판단한다. 그렇게 되면 형사사법제도에서, 수속이 진행된다. 첫 체포는 대게 집행유예로 되고 '**또 하면 교도소에 간다**'라며 이성에 작동하여, 브레이크가 될 것을 기대한다. 또 했을 때는, 교도소에 가게 되고 되풀이되면 점점 형기가 늘어난다.

그러나 반복적으로 메트암페타민을 사용함으로써, 그것을 섭취하는 행동이 메트암페타민의 생리적 보상으로 강력하게 조건이 부여된 사람은, 이성적인 판단이 가능한 상태라도, 이성이 행동을 제어할 수 없기 때문에, 제어 능력에 문제가 당연히 있다. 즉, 메트암페타민 섭취 행동 자체를 책임이 있다고 할 수는 없다.

현재의 형사사법체계는, 인간은 정신병 증상, 의식의 이상, 지적 장애가 없는가, 있더라도 경미하다면 사물의 시비 및 선악을 변별할 능력이 있고, 그것에 따라 자유 의지가 행동을 선택하고 제어하는 능력이 있다고 본다. 이성에 따라 행동이 가능하다고 보고, 책임성을 평가하여, 형벌을 부과한다. 즉, 체포, 부류, 복역 등의 불리한 상황을 피하기 위하여 메트암페타민 남용 등의 중독 행동을 하지 않도록 하는 것이 기대된다.

원래 범죄는, 위법으로 책임을 져야 되는 행위로서, 자유의사가 있고 그 의사와 행위가 동시성이 있으면 책임을 져야 한다는 성립요건으로 생각한다.

그러나 예를 들어 999회 메트암페타민을 섭취했던 사람이, 1,000번째 메트암페타민 섭취를 위한 제 1신호계의 반사 연쇄를 제 2신호계가 중단시킬 수 없다. 이 사람도 메트암페타민을 처음 사용했을 때는, 위법으로 이해하고, 또 자신의 제 2신호계로 선택하여 행동했다. 그러나 1,000번째의 메트암페타민 섭취에 대해서는, 제 2신호계는 지게 된다. '**의사**'에 형사사법체계가 기대하고 있는 점에서 판단하면 형사 사법체계에서 사용하고 있는 '**의사**'는, 제 2신호계에 해당된다. 따라서 자유의사와 1,000번째 메트암페타민 섭취는 동시성이 없다.

형벌은 제 2신호계에는 효과를 보지만, 동물적인 뇌로 인해 강력하게 정착된 제 1신호계에 대해서는 무력하다. 현재의 형사 사법체계는, 제 2신호계에 대해 비중을 높게 두고, 제 1신호계는 방치된 상태이다. 메트암페타민 섭취를 촉진하는 전형적인 반사 연쇄는 유지된다.

이렇게 하여 복역을 했더라도, 많은 사람이 질리지 않고 재범하게 된다.

4. 조금 더 나은 사회와 행복을 위하여 앞으로 기대 되는 것

반복되는 범죄에 대한 책임과 처우에 대한 토론을 할 때, '**이미 법이 정해져 있기 때문에, 현재의 사법정신의학의 기준은**'이라는 전제가 제시되어, 마치 '**바뀔 수 없는 것이다**'라는 의식이 확고하다. 그러나 과연 정말 바뀔 수 없는 것일까? 인간은 수 백 만년 동안 진화를 계속

해 왔다. 형법은 만들어 진 지 백 년도 안 된다. 기존의 형법은 인간의 역사 가운데, 그야말로 짧은 기간이다. 바뀌는 것이 불가능할 것인가?

반복되는 범죄와 비극을 줄이기 위하여, 형사 사법체계는 인간의 행동원리에 기초한 시스템으로 개정되어야 한다.

사회제도나 법은, 인간의 행동을 양호하게 만드는 것을 목적으로 존재한다. 사회제도나 법도 인간의 행동원리에 기초하지 않으면 효과가 적고, 사회의 평안을 유지하지 못하고, 사회에 부담을 주게 된다. 사회에 문제를 일으키는 현상에 대한 대처법은, 파블로프 학습에 따라서 재고되어야만 한다.

위법 약물을 남용하면, '**체포된다**'라는 불이익을 받게 된다고 전하는 것은, 제 2신호계에서 작동하기 때문에, 브레이크로써 필요하다. 그 외 약물 검출 키트, 마약단속반과의 면담, 카운슬링, 인지행동요법, 정기적인 자조그룹 미팅에 참가하는 것도 주로 제 2신호계에 작동하는 것이다.

CRCT는 제 1신호계에 강력하게 작동하는 치료법이다.

그러나 1, 2신호계에 작동하는 것은, 어느 것도 준비해두지 않으면, 일탈행동을 변화시킬 수 없다. 메트암페타민 남용자는 질병성과 범죄성을 가지고 있기 때문에, 대처 시스템은 그 개인에 맞게 적절한 치료와 법으로 인한 억제력을 제공해 주어야 한다.

그리고 메트암페타민 사범만이 아니라, 일부의 반복되는 성범죄, 도벽, 스토커 행위 등도 판단력이 있지만, 행동제어능력의 장애가 원인으로 생기는 행동이다. 이에 대해서도 인간 행동원리에 기초한 판단과 대처를 바꾸어야만 한다. 그렇게 함으로써 가해자의 교정만이 아니라, 재범을 막고, 피해자를 구해줄 수 있다.

마치며

CRCT가 기반으로 하는 이론은 파블로프 학설이지만, 여러분이 지금까지 알고 있던 파블로프 조건반사와는 완전히 달라서 놀랄 것이다. 파블로프는 사육과 개의 타액의 관계에 대하여 연구를 했지만, 대상을 더욱더 넓히고, 시간적으로도 확대했다. 즉, 파블로프 학설은 진화와 행동 메커니즘에 관한 것이다.

파블로프는 수술을 잘 해서, 인간 이외의 동물을 이용하여 소화액 분비를 측정하는 수술을 하여, 자율신경계의 반사에 초점을 맞춘 실험을 했다. 한편, 인간을 대상으로 유아의 언어 발달에 관한 연구도 했지만, 성인을 대상으로 한 연구는 별로 없다. 물질남용 장애 등의 '**알면서도 끊을 수 없는**' 상태에 대하여 파블로프는 자신의 학설을 이용하여 대처하지는 않았다.

CRCT는 2006년 고안되어, 임상에서 환자의 반응을 검토함으로써, 성인의 제 1, 2신호계가 어떤 관계로 기능하는지 알게 되었다.

임상가인 우리가 이 기법을 우선 물질 사용 장애에 대하여 적용하고, 욕구를 억제한다는 점에서 지금까지의 치료법과 비교하여 획기적으로 높은 효과를 가지는 것을 알게 되었다. 그 후 바람직하지 못한 기분이나 자율신경 이상, 행동이 과다하게 생기는 다양한 질환에 대하여 뛰어난 효과를 보였다. 임상효과가 절대적이라는 신념하에 인간행동에 관한 검토를 계속하고 이해를 깊게 했다. 그 결과 언제부터인지 법조계에서 생각하는 책임에 관한 문제를 접하게 되었다. 처음에는 문외한이어서 쭈뼛거렸지만, 현재는 형법을 개정하는 것이 합리적이라고 생각한다.

여러분도 임상에서 꼭 CRCT를 이용해보길 바란다. '**알지만 끊을 수 없는 현상**'으로 힘들어 하는 환자들에게 도움을 주기 바란다. 동시에 인간에 있어서 제 1, 2신호계의 중추가 별도로 기능하는 것을 환자들의 반응에서 체험하고 확신하게 되었다. 그렇게 되면 지금까지 생각했던 상식과는 다른 진화의 이론인 획득 형질의 유전도 믿게 된다. 또 형사 사법체계에 있어서 물질 남용자 등을 주로 형벌로 엄정하게 대처해도 재범자가 끊이지 않는 효율이 떨어지는 원인도 이해하게 될 것이다.

많은 임상가가 CRCT를 이용하여 그 효과를 알고, 기법을 넓히고, 인간의 행동 메커니즘에 따른 사법제도로 바뀌고, 많은 사람이 자유롭고 창조적인 인생을 보내기를 기대한다.

문 헌

1. ハ・エス・コシトヤンツ編，東大ソヴエト医学研究会訳：パブロフ選集，上巻．合同出版社，東京，1962.
2. 平井愼二：覚せい剤反復摂取に対する条件反射抑制療法．精神科13（1）：1－12，2008.
3. 岡嶋美代：条件反射制御法による強迫性障害の衝動制御の有効性について．条件反射制御法研究創刊号；42－51，2013.
4. 山田秀世：強迫的行為に対する条件反射制御法の効果．原田誠一編集： 外来精神科診療シリーズPart1 精神科臨床の知と技の新展開 メンタルクリニックが切拓く新しい臨床—外来精神科診療の多様な実践．pp. 272－278，中山書店，東京，2015.
5. 田島治：OSCD の臨床的意義とSSRI． 精神神経学雑誌109（2）；158-161，2007.
6. 高橋三郎，大野裕監訳：DMS-5 精神疾患の診断・統計マニュアル．医学書院，東京，2014.
7. 加藤敏：プラセボ効果の吟味と精神療法の再評価—うつ病に力点をおいて—．精神神経学雑誌115（8）；887－900，2013.
8. 山田秀世：全般性不安障害．臨床精神医学43（8）；1123－1128，2014.
9. 平井愼二：規制薬物乱用者への対応における取締処分との連携による援助職としての純化．日本社会精神医学会雑誌12（1）；55－65，2003.
10. 平井愼二：条件反射制御法．遠見書房，2015.

[자료 1]

음주 — 자극에 대한 반사증상 관찰 표

이름　　　　　　시작일　　　년　　월　　일　　시　　분

1. 이번 회는　　① 유사　혹은　② 상상　　　회째

2. 지금부터 음주의 유사 혹은 상상을 한다. 대싱은
① 맥주　② 소주　③ 정종　④ 위스키　⑤ 하이볼　⑥ 기타

3. 지금부터 음주의 유사 혹은 상상을 한다. 지금 음주를 하고 싶은 기분은
(0~10점 중 적당한 위치에 ○를 하라.)

전혀 없다 0	1	2	3	4	5	6	7	8	9	10 강하다

4. 지금 몸과 마음에 나타나는 변화가 있는가?
① 평상시보다 가슴이 빨리 뜀　② 두근두근　③ 목에 액체가 흐르는 느낌
④ 초소　⑤ 맛　⑥ 얼굴이 화끈거림　⑦ 몸이 뜨거워짐　⑧ 토할 것 같음
⑨ 소변이 보고 싶어짐　⑩ 특별히 없음　⑪ 기타

5. 과거에 반복했던 음주의 유사 혹은 상상을 하라.
음주의 유사 혹은 상상을
① 완료　② 도중에 중지 당함　③ 스스로 중지함

6. 음주의 유사 혹은 상상 도중에, 어떤 느낌이 있었는가?
① 평상시보다 가슴이 빨리 뜀　② 두근두근　③ 목에 액체가 흐르는 느낌
④ 초조　⑤ 맛　⑥ 얼굴이 화끈거림　⑦ 몸이 뜨거워짐
⑧ 욕구가 높아짐(1~10까지 중　　점)　⑨ 속이 울렁거림
⑩ 소변이 보고 싶어짐　⑪ 특별히 없음　⑫ 기타

7. 중단 시에 느끼는 기분은 아래의 어느 것과 비슷한가?
① 묘한 기분 ② 실망 ③ 계속하고 싶었다 ④ 힘들었다 ⑤ 화가 났다
⑥ 한숨 돌렸다 ⑦ 아무 느낌이 없었다 ⑧ 기타

8. KWA 전후로 생기는 신체증상, 기분의 변화는
① KWA를 하지 않았다
② KWA는 했지만, 변화가 없었다
③ KWA 후에 증상 등의 변화가 있었다

9. 유사 혹은 상상 후 지금 생기는 증상
① 평상시보다 가슴이 빨리 뜀 ② 두근두근 ③ 목에 액체가 흐르는 느낌
④ 초조 ⑤ 맛 ⑥ 얼굴이 화끈거림 ⑦ 몸이 뜨거워짐 ⑧ 토할 것 같음
⑨ 소변이 보고 싶어짐 ⑩ 특별히 없음 ⑪ 기타

10. 음주를 하고 싶은 기분은(0~10점 중 적당한 위치에 ○를)

전혀 없다 0	1	2	3	4	5	6	7	8	9	10 강하다

11. ① 단독 ② 직원 동반: 직원이름( )

[자료 2]

자해 행위 — 유사, 상상 자극에 대한 반사증상 관찰표

이름　　　　　　　시작일　　　　년　　월　　일　　시　　분

1. 이번 회는 ① 유사　혹은　② 상상　　회째

2. 지금부터 자해 행위의 유사 혹은 상상을 한다. 사용하는 것은
① 커터 칼　② 식칼　③ 알루미늄 약 포장지　④ 면도날　⑤ 기타

3. 자해 행위를 하고 싶은 기분은 (0~10점 중 적당한 위치에 ○를)

전혀 없다 0	1	2	3	4	5	6	7	8	9	10 강하다

4. 지금 몸과 마음의 변화는 어떤가?
① 두근두근거림　② 상처가 근질거림　③ 통증　④ 괴로움
⑤ 떨림　⑥ 특별히 없음　⑦ 기타

5. 과거에 반복했던 자해 행위의 유사 혹은 상상을 하라.
자해 행위의 유사 혹은 상상을
① 완료　② 도중에 중지 당함　③ 스스로 중지함

6. 자해 행위의 유사 혹은 상상 도중에, 어떤 느낌이 있었는가?
① 두근두근거림　② 상처가 근질거림　③ 통증　④ 괴로움
⑤ 떨림　⑥ 욕구가 높아짐(0~10 중　점).
⑦ 특별히 없음　⑧ 기타

7. 중단 시에 느끼는 기분은 아래의 어느 것과 비슷한가?
① 묘한 기분 ② 실망 ③ 계속하고 싶었다 ④ 힘들었다
⑤ 화가 났다 ⑥ 한숨 돌렸다 ⑦ 아무 느낌이 없었다 ⑧ 기타
⑨ 중단하지 않았다

8. 유사 혹은 상상 후에 지금 생긴 증상
① 두근두근거림 ② 상처가 근질거림 ③ 통증 ④ 괴로움
⑤ 떨림 ⑥ 특별히 없음 ⑦ 기타

9. 자해행위를 하고 싶은 기분은 (0~10점 중 적당한 위치에 ○를)

전혀 없다 0	1	2	3	4	5	6	7	8	9	10 강하다

10. KWA 전후로 생기는 신체증상, 기분의 변화는
① KWA를 하지 않았다.
② KWA는 했지만, 변화가 없었다.
③ KWA 후에 증상 등의 변화가 있었다.

11. ① 단독 ② 직원 동반: 직원 이름( )

[자료 3]

KWA 지시서

________________ 의 CRCT

● ________________ 의 Key word:

____

● ________________ 의 Key action:

____

- 하루 20회를 목표로 계속한다.
- 여러 장소에서, 주위를 확실히 보면서 한다.
- 욕구가 있든 없든 KWA를 한다.
- 한 번 KWA를 하면, 다음 KWA까지 20분 이상 간격을 둔다.

- KWA 후 20분간은

‘________________________________’이다.

- 사람들 앞에서는, Key word는 입속으로 중얼거리거나, 머릿속으로 생각해도 좋다. Action은 실시하라.
- 작업 기록표에 횟수를 기록하고, 매번 세션 때 확인받는다.

★ 기타규칙

____

____

■ 저자 약력

히라이 신지

독립행정법인 국립병원기구 시모사 정신의료센터, 의사, 조건반사제어법 학회 회장.

1985년, 도쿠시마 대학 의학부 졸업. 소화대학병원에서 연수를 거쳐, 1989년 시모사 정신의료센터에 취직, 약물남용자를 전문으로 진료했다. 1995년부터 2년간, 런던대학 센인트조지 병원 중독 행동학과 유학. 1999년에 약물남용 대책에 있어서 단속 측과 지원 측의 무한 연계를 구상. 이 무한 연계에 있어서 지원 측 직원 의 자세는 환자의 규제 약물 남용을 단속 직원에게 통보하지 않는 것, 환자가 동의하면 후에 단속 직원과 면담을 하는 것이 특징이다. 이는 일부에서 실현되어, 효과를 거두고 있다. 2006년에 조건반사제어법을 개발, 2012년에 조건반사제어법연구회(학회의 전신)를 발족시켰다.

인간의 행동원리에 기반하여, 현재의 정신과 영역의 기법을 정리하고, 사법 체계의 올바른 방향에 활동의 초점을 맞추고 있다.

- 주된 저서 : 『조건반사제어법-물질 사용 장애를 치유하는 필수 기법』(토미서방, 2015), 『조건반사제어법 입문-동물적인 뇌를 리셋시켜, 중독 및 문제 행동을 중단 시킨다!』(공저, 성화서점, 2015)
- 역서 : 『Stay Clean-담배, 술, 약물과 당신의 살아가는 방식』(공저, 파스텔서방, 1998) 등

하세가와 나오미

의료법인 사단 Hotto Station 오도리 공원 멘탈 클리닉 원장, 조건반사제어법학회 창립에 관여.

1989년 히로사키 대학 의학부 전문과정 졸업(재학 중 교정의무관 수련학생).

동년, 법무부 하치오지 의료형무소 정신과 병동 근무, 동경도립 마츠자와 병원 연수의(연수기간 종료 후에도 의료 형무소 겸무).

1997년 하치오지 의료 형무소 및 마츠자와 병원 퇴직. 민간병원 근무를 거

쳐, 1999년부터 Day Care 클리닉 Hotto Station, 2003년부터 2019년 3월까지 쯔키가타 형무소 정신과 촉탁의. 2005년부터 '**북해도에서 갱생과 재법 방지를 생각하는 모임**' 주최.

- 주된 저서 : 『정신과 Day Care 필수 매뉴얼』 (감수, 금강출판, 2011), 『조건반사제어법 입문-동물적인 뇌를 리셋시켜, 중독 및 문제 행동을 중단 시킨다!』 (공저, 성화서점, 2015), 『멘탈 헬스에 있어서 지역생활 지원 가이드-의료기관에서 손을 뻗쳐 연계하는 방법』 (편저, 금강출판, 2019) 등

■ 저자 겸 역자 약력

박상운

현) 대동병원 원장, 한국조건반사제어법연구회 회장.
1983년 경북대학교의과대학 졸업, 경북대학교 대학원 의학박사.
경북대학교병원 정신과 수련, 전문의 취득.
1993년 대동병원 개원.
대한신경정신의학회 대구경북지부학회장, 대한적십자사 대구지사장,
사회복지법인 베네스트이사장 역임.

- 역서 : 『정신건강의학과 데이케어 매뉴얼』 (학지사, 2019), 『SMARPP-24 물질사용장애 치료 프로그램』 (신일서적, 2023)

■ 조건반사제어법 사무국 연락처

한국 사무국

주소 : 대구광역시 동구 화랑로 169 대동병원

홈페이지 : http://www.ddhosp.com

E-Mail : ddhosp.crct@gmail.com

TEL : 053-663-1586

일본 사무국

주소 : 162-0055 도쿄도 신주쿠구 요쵸쵸 14-4 NPO 법인 아파리 내

홈페이지 : https://crct-mugen.jp

E-Mail : crct.mugen@gmail.com

TEL : 090-3047-1573, FAX : 050-3458-0214